CORNELIA WRIEDT

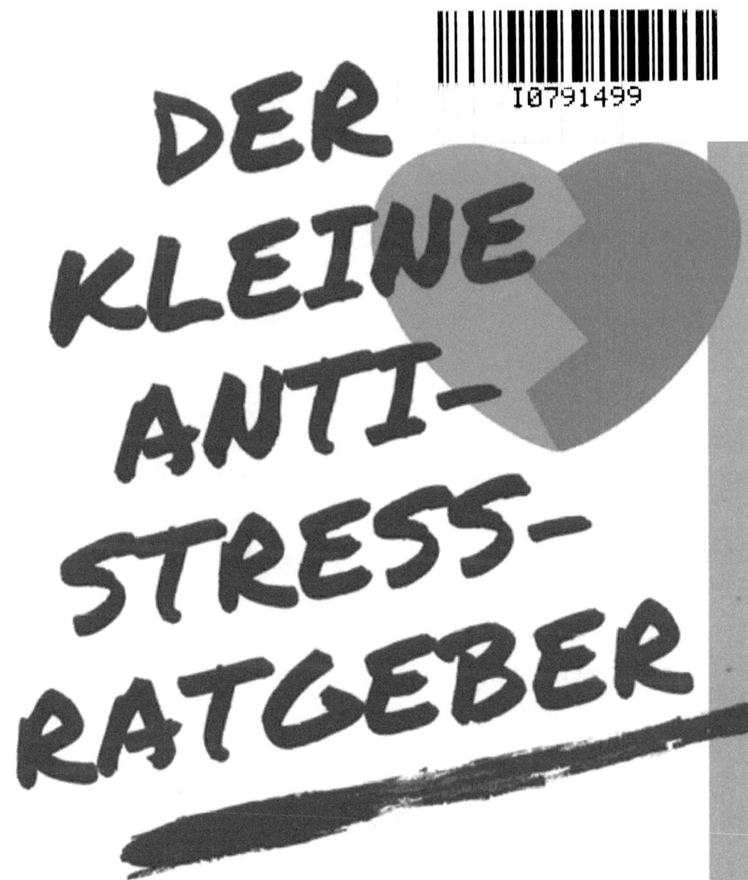

DER KLEINE ANTI-STRESS-RATGEBER

Was man gegen Stress tun kann und warum man sein Herz damit schützt.

Was Stress uns antun kann

In unserer modernen westlichen Medizin herrschte lange Zeit die Vorstellung, dass Körper und Psyche unabhängig voneinander funktionieren. Inzwischen hat man festgestellt, dass seelische Belastungen, darunter besonders der Stress die Ursache für viele Krankheiten sind. Im gestressten Zustand, wird unser Immunsystem geschwächt und das Herz belastet. Dadurch kann es zur Entwicklung verschiedenster, sogar lebensbedrohlicher Beeinträchtigungen kommen. Diabetes oder Herzinfarkt sind nur die bekanntesten Spätfolgen von Dauerstress. Meist führen diese gesundheitlichen Probleme zudem noch zu weiterem Stress.

In der Mitte unseres Gehirns sitzt die Amygdala, auch Mandelkern genannt. Sie spielt eine entscheidende Rolle, wenn es um das Erkennen von Gefahrensituationen und die dazugehörigen Emotionen geht. Im Fall einer Stressmeldung wird blitzschnell mit der Ausschüttung von entsprechenden Hormonen reagiert. Bewerten wir die Situation als ungefährlich, dann wird dieser Vorgang beendet und die körperlichen und gefühlsmäßigen Reaktionen beruhigen sich wieder.

Eine ständige Überreizung, wie sie bei permanentem Stress stattfindet, kann das empfindliche Gleichgewicht der Botenstoffe im Gehirn stören. Dadurch kommt es zu Veränderungen in der Aktivität des Denkorgans. Zunehmend überwiegen negative Denkweisen, die ihrerseits das Stressniveau steigern. Bei starker Stressbelastung passiert es, dass die Amygdala ständig in Alarmbereitschaft ist und überaktiv wird. Sie erkennt keinen Unterschied mehr zwischen realer und fiktiver Bedrohung. Unser Körper reagiert im Einzelfall mit Herzrasen, Schwindel und Übelkeit. Während man diese Symptome sofort erkennt, können Beeinträchtigungen entstehen, deren Auswirkungen man erst später feststellt.

Eine dauerhafte Anspannung kann u.a. auch den Augeninnendruck erhöhen. Infolgedessen wird der Sehnerv weniger durchblutet und so geschädigt. Im schlimmsten Fall kommt es zum Grünen Star. Bei dieser

Krankheit verkleinert sich das Blickfeld nach und nach, bis es zur Erblindung kommt.

Natürlich muss es nicht immer gleich so katastrophal kommen. Es gibt noch viele andere Resonanzen, mit denen unser Körper auf Dauerstress reagiert. Eines hat sicher jeder schon einmal festgestellt: Bei Angst und Stress spannen sich die Muskeln an. Machen sie das ständig, verkrampfen sie irgendwann. Das ist die Ursache für erhebliche Schmerzen, die besonders im Nacken und oberen Rücken auftreten. Oft äußern sie sich in auch Form von Kopfschmerzen.

Normalerweise reagiert unser Immunsystem kurzzeitig auf solche Situationen wie Krankheitserreger und Verletzungen. Es ist allerdings so ausgerichtet, dass es nach einer kurzen Stressphase in der Regel wieder in den Normalzustand zurückkehrt. Bei Dauerstress entfällt diese "Erholungsphase" und die körpereigene Regulierung des Stresshormons Kortisol gerät über kurz oder lang außer Kontrolle. Nun wird der Organismus ständig mit diesem Hormon "überflutet". Dadurch wird der Teil des Immunsystems, dessen Aufgabe die Abwehr von Krankheitserregern war, massiv gedämpft. Das erklärt, warum man in einer ohnehin schon angespannten Lebenslage häufiger an Erkältungen und anderen Infekten erkrankt. In stressigen Zeiten tauchen daher vermehrt auch die ungeliebten Herpes-Bläschen wieder auf, deren Verursacher sonst vom Immunsystem in Schach gehalten werden. Untersuchungen stellten außerdem fest, dass sogar die Wunden von gestressten Patienten langsamer heilen. Wie schon erwähnt, haben es die verschiedensten Erreger leichter den Körper anzugreifen. Dringen sie beispielsweise ins Mittelohr ein und werden nicht abgewehrt, dann können die Folgen vom unangenehmen Pfeifen des Tinnitus bist zur Taubheit reichen.
Ein anderer Teil des überarbeiteten Immunsystems reagiert dagegen zu stark auf die permanente Kortisol-Ausschüttung. Er greift sozusagen dort Gegner an, wo keine sind. So kann es zu Allergien oder Asthma kommen. Die Zellen des Immunsystems, beginnen dabei oft irrtümlicherweise den eigenen Organismus zu attackieren. Als Ergebnis entstehen chronischen

Entzündungen, die bei etlichen Krankheiten eine Schlüsselrolle spielen. Dazu gehören u.a. Multiple Sklerose, chronische Darmentzündungen, Arthritis, Arteriosklerose und Diabetes Typ 1.

Sind wir im Stress, dann schüttet unser Körper, wie schon erwähnt, das Hormon Kortisol aus. Dieses verringert die Wirkung von Insulin, welches wiederum den Blutzuckerspiegel reguliert. Darauf reagiert die Bauchspeicheldrüse mit erhöhter Insulinfreisetzung. Das macht sie so lange, bis sie erschöpft ist. Die Folge ist meist eine Diabetes-Erkrankung.

Bei akutem Stress krampft sich der Magen zusammen. Auch dieses Gefühl ist vielen von uns bekannt. "Das schlägt mir auf dem Magen", ist eine Redewenddung, die diesen Zustand gut beschreibt. Dauert die Anspannung über längere Zeit an, wird irgendwann auch die Darmschleimhaut durchlässiger. Krankheitserreger können leichter eindringen und Entzündungen sind geradezu vorprogrammiert.

Noch nicht ganz bewiesen ist die Tatsache, dass Dauerstress und die aus dem Ruder gelaufene Immunabwehr auch für die Entstehung von Krebs verantwortlich ist. Denkbar ist es auf alle Fälle. Die Immunzellen produzieren "unkontrolliert" chemische Substanzen die im ungünstigsten Fall Mutationen auslösen. So können aus normalen Körperzellen wuchernde Krebsgeschwüre entstehen. Dabei passiert es auch, dass bestimmte Proteine und sogenannte freie Radikale sogar die Erbsubstanz DNS schädigen. Forscher haben herausgefunden, dass chronischer Stress, auch dann, wenn die Gene unbeschädigt bleiben, Spuren im Erbgut hinterlässt: So verändert sich beispielsweise die Häufigkeit, mit der Befehle gegeben werden, um bestimmte körpereigene Stoffe zu bilden.

Die bereits erwähnte Störung im Immunsystem hat jedoch auch noch Auswirkungen in "die andere Richtung". Sie verändert leider auch den seelischen Zustand eines Menschen. Die Mediziner nennen diesen Effekt "sickness behaviour". Das bedeutet, dass der Körper eine Art Energiesparprogramm aufruft. Wenn man sich krank fühlt, dann hat man keinen Appetit und fühlt sich schlapp. Der eigene Antrieb lässt zu wünschen übrig und am liebsten verschläft man diese Zeit.

Normalerweise verschwinden das Unwohlsein und die seelische Tieflage wieder, wenn die Krankheit abklingt. Ist das Immunsystem jedoch außer Kontrolle, kann diese Situation zum Dauerzustand werden. Es ist anzunehmen, dass die ständige schlechte Laune und Antriebslosigkeit diese Konstellation dann auch noch verstärken.

Dauerstress erhöht zudem das Risiko von gefährlichen Ablagerungen in den Wänden der Blutgefäße. Das kann man sich ähnlich wie eine verkalkte Rohrleitung vorstellen. Im schlimmsten Fall können diese „Plaques", wie sie genannt werden, zum einem Herzinfarkt oder Schlaganfall führen. Laut verschiedenen wissenschaftlichen Studien werden ungefähr ein Drittel aller Herzinfarkte durch Stress hervorgerufen. Wenn man diese Tatsache ganz nüchtern betrachtet, sind wir in solchen Fällen selbst der Verursacher des Infarkts. Auch wenn die Sterblichkeit infolge der besseren medizinischen Versorgung zurückgeht, steigt doch die Häufigkeit der Erkrankungen kontinuierlich.

Im Allgemeinen sagt man, dass in Deutschland jährlich etwa 280.000 Menschen einen Herzinfarkt erleiden. Über die aktuellen Zahlen kann man sich auf der Seite der Deutschen Herzstiftung (www.herzstiftung.de) informieren. Dort wird als Auslöser neben Bluthochdruck, Cholesterin, Diabetes, Ernährung und anderen Faktoren auch der Stress aufgeführt.

Wir alle kennen die Redewendung, dass „vor Schreck das Herz fast stehen bleibt" oder, dass es uns „schwer ums Herz" ist. Passiert etwas ganz Schlimmes, dann "bricht uns das Herz". Medizinische Studien beweisen, dass besonders bei emotionalem Stress das Herz und der Kreislauf durch den Sympathikus übermäßig angeregt werden. Dabei kommt es zu einer starken Ausschüttung der Stresshormone Adrenalin und Noradrenalin. Das strapaziert und schwächt schon das gesunde Herz enorm. Bei einem bereits "angeschlagenen" Herzen, kann der Stress, abhängig von verschiedenen Faktoren dann bis zum Infarkt führen.

Das Dilemma geht jedoch noch weiter. Wer an einem Herzinfarkt erkrankt muss natürlich nicht zwangsweise sterben. Wer überlebt, hat jedoch meistens Angst und fragt sich verzweifelt: "Warum ich?" Damit gerät man in einen erneuten Stresszustand. Durch die Erkrankung, die meist aus heiterem Himmel kommt, werden viele der Betroffenen depressiv. Man spricht von bis zu 20 % aller Herzpatienten. Das verringert natürlich die Genesungschancen und erhöht das Risiko eines erneuten Infarkts.

Natürlich muss nicht jede Aufregung gleich solche katastrophalen Folgen haben. Wer allerdings bereits an einer Herz-Kreislaufkrankheit oder Arteriosklerose leidet, der ist stärker gefährdet als ein gesunder Mensch. Aber auch andere chronische Krankheiten vergrößern das Risiko. Dazu kommen noch diejenigen unter uns, deren mögliche Erkrankungen sich im Anfangsstadium befinden oder einfach noch nicht festgestellt sind. Daher ist man auf alle Fälle auf der sicheren Seite, wenn man lernt mit stressigen Situationen umzugehen.

Wissenschaftler haben inzwischen reichlich Anzeichen dafür gefunden, dass sogar Krankheiten wie Krebs und Aids möglicherweise langsamer voranschreiten, wenn man gezielt lernt Stress abzubauen. Daher ist es äußerst wichtig, dass man sich nicht von negativen Gefühlen, wie Angst oder Frust in eine Abwärtsspirale mitreißen lässt. Medizinisch nachgewiesen ist, dass das Herz-Kreislauf-System, die Gefäße und auch der Blutdruck von einer positiven Grundstimmung einen erheblichen Nutzen erfahren. Patienten, die nach einer Bypass-Operation optimistisch in die Zukunft sehen, haben ein deutlich geringeres Risiko, erneut im Krankenhaus zu landen.

Wo kommt die Stressreaktion her?

Eigentlich soll die Ausschüttung des bisher vielgeschmähten Stresshormons Kortisol unser Leben retten. Nicht nur wir Menschen, sondern auch die Tiere sind in der Lage, bei Gefahr alle Reserven zu mobilisieren. Erkennt das Gehirn eine Bedrohung kommen die Hormone Adrenalin und Noradrenalin ins Spiel. Die Folgen kennen wir alle: Das Herz klopft und der Blutdruck steigt. Zugleich steigert der Körper seine Energieversorgung. Ohne lange zu überlegen, müssen wir entscheiden: Flucht oder Kampf. Das macht Sinn, wenn man in eine brenzlige Situation gerät. Ich habe schon mehrmals erstaunt festgestellt, dass ich in gewissen Fällen blitzschnell reagiert habe, ohne darüber nachzudenken. Besonders beim Autofahren ist das oft sehr hilfreich. Unser Kortisol übernimmt dabei eine zentrale Rolle bei der Stressregulation. Es wird in den Nebennieren produziert und sorgt dafür, dass für diese, von uns als gefährlich eingestufte Situation, genug Energie vorhanden ist. Anderseits ist es auch dafür verantwortlich, dass der Körper wieder in seinen Normalzustand versetzt wird. Die Reaktion auf einen Stressauslöser ist Schwerstarbeit für Körper und Seele. Es ist also kein Wunder, wenn man sich anschließend fühlt, als wäre man "von einem Laster überfahren". Dieser Zustand ist nicht schön, zeigt uns aber eigentlich, dass die Situation nun überstanden ist.

Wie schon erwähnt, sind wir biologisch darauf eingerichtet, solch kurzzeitige Stressmomente zu überstehen. Dabei liegt die Betonung auf kurzzeitig und bezieht sich keineswegs auf häufig und regelmäßig wiederkehrende Zustände. Richtig problematisch wird es nämlich mit dem sogenannten Dauerstress. Damit bezeichnet man solche Situationen in denen man sich überhaupt nicht mehr entspannen kann. Arbeitsüberlastung, finanzielle Sorgen oder Streit in der Partnerschaft lassen sich nicht einfach so beiseiteschieben und machen oft krank. Auch wenn ich mich wiederhole: Der Stress sollte uns ja eigentlich das Leben retten. In Gefahrensituationen sorgt er für die nötige Reaktions- und Leistungsfähigkeit. Trafen unsere Vorfahren einen Säbelzahntiger, war die Situation klar: Verteidigung oder Weglaufen. Übrigens: Während das Blut in diesem Fall schneller durch unser Adern fließt, wird gleichzeitig die Gerinnung aktiviert, damit man bei einer Verletzung nicht verblutet. Wenn es in einer zeitlich begrenzten Situation sozusagen um Leben und Tod geht, sind hoher Blutdruck und ein schnell schlagendes Herz eine wirklich hilfreiche Reaktion. Auf die Dauer schädigt so ein "Ausnahmezustand" jedoch unsere Gesundheit nachhaltig.

Was stresst uns denn nun eigentlich?

Worauf wir gestresst reagieren, darauf hat sicher jeder von uns eine andere Definition. Wenn man vor Arbeit nicht mehr aus noch ein weiß.

Wenn ständig irgendjemand etwas von uns erwartet. Wenn man immer die Beste, der Beste sein will. Wenn die Autobahn verstopft, der Zug Verspätung und der Nachbar uns wieder einmal zugeparkt hat. Wenn das Konto leer ist, der Autoschlüssel und die Brille verschwunden sind und die Nachbarskinder wieder viel zu viel Krach machen. Das alles kann uns stressen. Im Grunde genommen ist es aber nicht das, was man eigentlich unter Stress verstehen sollte.

Stress entsteht IN UNS. Er ist eine Reaktion auf etwas von AUßEN. Wir reagieren auf einen Reiz, eine Situation, eine Spannung, eine Erwartung – auf was auch immer. Da ist etwas, was wir (meist) nicht so wollen, wie es ist und unsere emotionale Antwort darauf ist eben jener Zustand, den wir als Stress bezeichnen.

Natürlich gibt es auch positiven Stress, den sogenannten Eustress. Er befähigt uns beispielsweise zur Lösung und Bewältigung schwieriger Aufgaben. Man kann ihn als körperlich-seelischen Zustand bezeichnen, der entsteht, wenn man den Auslöser auf positive Weise ansieht. Die eigene Hochzeit oder die Aufregung bei der Geburt eines Kindes werden in der Literatur immer wieder als Beispiele dafür genannt.

Was für einen Art Stress wir empfinden, ist also von den sogenannten Stressoren abhängig. Das sind die Auslöser für den Stress. Es wäre sicher etwas zu einfach, wenn wir sagen guter Auslöser gleich Eustress und unangenehme Situation gleich Dystress.

Trotzdem wollen wir den Eustress hier einmal beiseitelegen. Unser Thema ist der Dystress, der entsteht wenn man eine Situation nicht mehr bewältigen kann oder glaubt, dass man sie nicht bewältigen kann.

Wie groß dieser Stress ist, beziehungsweise wie groß er uns erscheint, das hängt von der Dosis ab. Diese lässt sich je nach Situation durch unterschiedliche Faktoren bewerten. Häufigkeit, Intensität, Dauer und Bewertung bestimmen "wie gefährlich" dieser Zustand ist.

Sind wir nur ab und zu mal gestresst, dann stecken wir das auf jeden Fall viel leichter weg, als wenn sich diese Situation mehrmals am Tag wiederholt.

Ein bisschen Stress schadet natürlich weniger als solche Momente, in denen es uns richtig "an die Nieren" geht.

Permanentstress ist logischer Weise viel gefährlicher, als wenn man kurzzeitig gestresst ist.

Während man diese drei Faktoren noch relativ objektiv beurteilen kann, ist das mit der Bewertung kaum möglich. Wie viel Wertigkeit wir auf eine Situation legen, das ist ganz unterschiedlich und individuell. Natürlich fällt die Scheibe Brot, wenn sie herunterfällt, immer auf die gebutterte Seite. Der Eine nimmt diese Tatsache als gegeben hin und murmelt, wenn ihm das passiert, etwas von Gesetzmäßigkeit. Ein Anderer bekommt einen halben Tobsuchtsanfall und schreit, "dass immer ihm sowas passieren muss".

Dummerweise schlägt hier ein weiteres ungeschriebenes Gesetz zu: "Das, worauf du deinen Fokus setzt, das wächst". Wenn du dich voller Hingabe auf eine Sache konzentrierst, dann findest du "tausend Sachen" die dich darin unterstützen und bestätigen. Leider klappt das auch in negativer Hinsicht. Wenn du der Meinung bist, das dir heute alles schief geht, dann wird das auch so sein. Das heißt nicht, dass die Wahrscheinlichkeit kleiner Missgeschicke an einem solchen Tag größer ist als an andern, sondern es bedeutet, dass du diese Sachen "zählst". Dein Unterbewusstsein liefert dir sozusagen die Bestätigung für deine Theorie. Und so ist es auch mit den Situationen die uns stressen. Gibst du ihnen eine hohe Bedeutung, dann wird diese im Laufe der Zeit auch noch anwachsen. "Jetzt geht es mir schon wieder so. Ich will das nicht. Immer ich! Warum immer ich?" Wenn man seinen Focus auf solche Lebensumstände setzt, dann wird das Unterbewusstsein immer wieder derartige Gegebenheiten präsentieren, die sich nach und nach auch noch steigern. Das ist ein ziemlicher Teufelskreis.

Es soll ja Leute geben, die relativ ausgeglichen sind und mit fast jeder Situation zurechtkommen. Diese seltenen Exemplare der Gattung Mensch haben meine volle Bewunderung. Die meisten Menschen haben ihr Leben nicht ganz so perfekt im Griff und geraten schon mal in eine seelische Verfassung, in dem sie sich alles andere als im Gleichgewicht fühlen.

Warum hat man denn nun aber Stress (oder macht sich welchen)? Zur Erinnerung: Es ist ein Zustand, der in unserem Inneren entsteht als Reaktion auf etwas, das von außen kommt. Das kann ein Reiz, eine Situation oder eine Spannung sein. Einen solchen Umstand, der dieses Gefühl auslöst, kennen sicher die meisten von uns. Vielleicht fühlt man sich fremdbestimmt oder hilflos. "Ich kann ja nichts dagegen machen", führt fast immer in die Resignation oder direkt in den Stress. Ein herrischer Chef, Arbeit die nicht zu schaffen ist, Mobbing durch die Kollegen oder auch nur ein Stau auf der Autobahn verhindern, dass wir glauben könnten, ohne Wahl den Umständen ausgeliefert zu sein.

Damit kommen wir gleich zum nächsten Punkt. Wer keine Selbstverantwortung übernimmt, der fühlt sich oft gestresst. "Alle zerren an mir herum", wird dann meist geklagt. Nicht "Nein" sagen können, führt ebenfalls in diese Richtung. Wenn man sich nicht abgrenzen kann, dann gerät man in Situationen, die man nicht mehr im Griff hat. Das Thema Selbstverantwortung spielt hier eine ganz große Rolle. Lasse ich es zu, dass Andere mein Leben bestimmen und bin am Ende damit unzufrieden?

Wer eine niedrige Selbstwirksamkeitserwartung hat, ist ebenfalls sehr stressanfällig. Hinter diesem komplizierten Wort verbirgt sich nichts anderes als die Haltung "das schaffe ich ja sowieso nicht". Geht man mit dieser Einstellung an eine Aufgabe, macht man sich richtig Stress. Unser Unterbewusstsein hat nämlich wieder einmal nichts Besseres zu tun, als genau diese Gedanken in die Realität umzusetzen. Und das versucht es ziemlich beharrlich, während wir in der Zwischenzeit bemüht sind, die anliegende Problematik zu lösen. Was für eine Belastung!

Es geht aber auch anders herum. Wer irrationale Gedanken und Ansprüche hat, der setzt sich selbst gewaltig unter Druck. Das gilt ebenfalls für Menschen die zu viele Ziele haben und sich bei der Verwirklichung verzetteln.

Keine Ziele haben ist aber auch nicht besser. "Für das Schiff, das keinen Hafen hat, ist jeder Wind der Falsche", (oder so ähnlich) wussten schon die alten Seefahrer.

Eine grundsätzlich negative Einstellung ist ebenfalls ein echter Stressfaktor. "Alles ist doof. Alles ist Sch...", sind Gedanken, die als Lebenseinstellung den Stress schon vorprogrammieren.

Ohne soziale Kompetenzen und ein funktionierendes soziales Netzwerk (das auch außerhalb von Facebook greift) ist man, falls man nicht gerade die Absicht hat, sich als Eremit in eine Höhle in den Bergen zurückzuziehen, ebenfalls ziemlich stressanfällig.

Diese gängigen Stressoren findet man in jedem Anti-Stress-Ratgeber. Es gibt aber noch eine ganze Menge anderer Auslöser. Einige davon betreffen nur bestimmte Leute, andere davon wirken bei fast allen von uns.

Phobien erzeugen Stress. Wer keine hat, der kann kaum nachvollziehen, wie es demjenigen geht, der panische Angst vor Spinnen hat oder unter Platzangst leidet.

Unordnung und Chaos – sei es am Arbeitsplatz oder im eigenen Heim sind ebenfalls nicht zu unterschätzen. Ein wichtiges Dokument nicht finden, die Brille oder der Autoschlüssel sind weg und immer nie das zur Hand haben, was man gerade braucht, sorgen nicht gerade für ein ausgeglichenes Gefühlsleben.

Krankheiten und muskuläre Dysbalancen (also ein Ungleichgewicht in der Muskulatur, das meist Schmerzen verursacht) können ebenfalls als Stressauslöser angesehen werden.

Unbefriedigende familiäre und partnerschaftliche Beziehungen könnte man auch unter dem Begriff soziales Netzwerk betrachten. Meist wiegen diese Faktoren jedoch weitaus schwerer als unser Verhältnis zu Menschen, die uns nicht ganz so nahe stehen.

Weiterhin lassen sich noch zu wenig Schlaf, ein extensiver Lebensstil oder finanzielle Probleme als Stressfaktoren benennen.

An dieser Stelle möchte ich meine Aufzählung beenden, obwohl es sicher noch weitere Stressauslöser gibt. Im Allgemeinen sind sie mit unserem persönlichen Befinden gekoppelt und lassen sich von Außenstehenden nicht immer nachvollziehen. Aussagen wie: "Warum machst du dir solchen Stress?", dokumentieren meist das Unverständnis der anderen Menschen.

Sind wir einmal so richtig gestresst, (und merken es hoffentlich) ist es an der Zeit, sich eine wichtige Frage zum Thema zu stellen. Die lautet: "Welcher Situation oder welchem Menschen gibt man nun aber die Schuld an den stressigen Verhältnissen." Das Sprichwort "Wem du die Schuld gibst, dem gibst du die Macht", ist im Allgemeinen bekannt. Die Antwort darauf, hilft die Situation etwas klarer zu sehen. Setze ich mich selber unter Druck, dann kann ich diesen Druck auch auflösen. Ist der Auslöser im Außen zu finden, dann macht es Sinn, die Beziehung dahinter zu erfragen. Räume ich dieser Person das Recht ein, mein seelisches Gleichgewicht zu stören? Wie kann ich dagegen steuern?

Möglicher Weise wird man sich auch als relativ ausgeglichener Mensch ab und zu mal in der einen oder anderen stressigen Situation wiederfinden. Wenn man dieses dann erkennt, dann ist das schon die halbe Miete und man ist in der Lage, auch etwas dagegen zu tun. Das Schlagwort für die Stressvermeidung heißt Resilienz.

Der Begriff Resilienz stammt aus der Psychologie und wurde in den 1970er Jahren geprägt. Er bezeichnet die Fähigkeit Konflikte, Misserfolge und Niederlagen zu überwinden. Diese seelische Widerstandsfähigkeit lässt uns Lebenskrisen, Trennungen, Unfälle oder andere Schicksalsschläge verarbeiten, ohne dass wir daran zerbrechen. Manchmal wird sie auch als Immunsystem der Seele bezeichnet.

Diese Fähigkeit hilft uns, beinahe wie ein Stehaufmännchen, nach einer gewissen Zeit wieder den Kopf oben zu tragen. Dank ihr sind wir in der Lage Herausforderungen anzunehmen und Probleme zu lösen.

Ganz wichtig: Diese Eigenschaft ist nicht angeboren, sondern erlernbar.

Als ich vor Jahren das Buch von Kurt Tepperwein "Krise als Chance" in die Hände bekam, habe ich es nach einiger Zeit entnervt weggelegt. Was soll denn daran gut sein, wenn mich das Leben so richtig stresst? Zugegeben, ich gehe auch heute noch nicht mit allen Gedanken dieses Autors konform, aber meine Einstellung hat sich inzwischen sehr gewandet. Woran liegt das?

Ich bin natürlich älter geworden, und zum Glück auch etwas reifer. Ich habe viel zu diesem Thema gelesen und mich ständig weitergebildet. Aus eigener Erfahrung kann ich nun sagen, dass es hilfreich ist, wenn man sich auf seine Stärken und Erfolge besinnt, statt sich als Spielball des Schicksals zu betrachten.

Was tun?

Wer sich aus der Stressfalle befreien will, der sollte sich eine gewisse physische und seelische Robustheit zulegen. Die körperliche Widerstandskraft ist ein Punkt, auf den man persönlich relativ großen Einfluss nehmen kann. Eine gesunde Ernährung, moderater Sport und ausreichend Schlaf, sind die besten Voraussetzungen dafür.

Freizeit

Körperliche Bewegung ist ein wahres Wundermittel für den Stressabbau und die Herzertüchtigung. Ganz besonders wenn sie im Freien stattfindet. Man braucht gerade mal eine halbe Stunde täglich Nordic Walking, Schwimmen oder Joggen und schon fühlt man sich besser. Den größten Spaß macht das natürlich in der Gruppe. Das ist nicht immer möglich. Wer nicht gern allein unterwegs ist, der kann sich ja einen Hund als Begleiter wählen. Dazu muss man sich nicht einmal ein eigenes Haustier halten. Die meisten Tierheime sind froh darüber, wenn man eine Patenschaft übernimmt und mit dem Vierbeiner spazieren geht.

Entspannungsübungen gelten ebenfalls als Stein der Weisen gegen Stress. Yoga, Tai Chi und Qigong bringen Körper und Seele in Einklang. Kurse dazu gibt es inzwischen in fast jeder Volkshochschule. Das gilt auch für die progressive Muskelentspannung, autogenes Training und andere Techniken. Vielleicht muss man einiges Ausprobieren, bis man das passende System für sich entdeckt, aber es lohnt sich auf alle Fälle. Allerdings reicht es nicht, nur mal hinzugehen und mitzumachen. Man sollte auch regelmäßig üben, denn nur so kann man in stressigen Situationen auch auf diese entspannenden Erfahrungen zurückgreifen.

Überhaupt macht es Sinn, ab und zu mal das zu machen, was man gern tut. Damit bekommt der Stress sozusagen ein Ventil. Im Fachjargon spricht man von einem "Gegenentwurf". Es gehört also durchaus auch zur persönlichen Anti-Stress-Therapie zu Stricken, im Chor zu singen oder Schach zu spielen. Auch wenn man es nicht glauben mag, zu den wichtigsten Maßnahmen, um Stress abzubauen, zählt die ständige Pflege eigener Interessen. Alle Aktivitäten, die uns anregen, packen und positiv herausfordern und uns so vom negativen Dauerstress wegführen sind gut für uns und unser Herz.

Fernsehen und zeitintensive Computerspiele haben allerdings nicht den gewünschten Erfolg. Leider erreicht man dadurch keine oder kaum echte Entspannung. Meist erhöhen solche Freizeitbeschäftigungen den Stresslevel noch. Sei es durch schlechte Nachrichten, spannende Filme oder aufregende Spielsituationen. Natürlich hat man nach einem stressigen Tag oft nur noch den Wunsch sich am Abend auf die Couch zu lümmeln, die Beine hochzulegen und sich berieseln zulassen. Wissenschaftliche Studien belegen hinreichend, dass man mit Fernsehen keine nachhaltige Stress-Reduktion erreicht. Stattdessen geht wertvolle Zeit verloren, in der man eigentlich die Anspannung des Tages verarbeiten könnte. Auch wenn es nicht einfach ist, oft hilft es schon wenn man sich wenigstens einen Abend in der Woche als fernsehfrei deklariert. Es ist erstaunlich, wieviel man an Freizeit durch solch ein Abkommen mit sich selbst gewinnt. Das ist die ultimative Gelegenheit sich wieder einmal mit Freunden zu treffen oder ein altes Hobby aufleben zu lassen. Wer sich nicht ganz so rigoros festlegen will, für den gilt trotzdem: Öfter mal den Fernseher oder den Computer auslassen und dafür etwas mit Freunden unternehmen oder an die frische Luft gehen. Meist schläft man dann anschließend auch viel besser.

Schlafen

Schlafen ist ein weiteres Thema, welches ziemlich eng mit dem Stress und auch der Gesundheit zusammen hängt. Ist man gestresst, dann schläft man schlecht. Und schläft man schlecht, dann ist man viel schneller im Stressmodus, als wenn man ausgeschlafen ist. Dummerweise ist auch das wieder eine Situation, bei der sich die Katze in den Schwanz beißt. Hier hilft es nur, wenn man sich selber an die Hand nimmt und den Tag mit einer geeigneten Routine abschließt. Zähneputzen und eventuell etwas Nachtcreme auftragen reichen hier allerdings nicht. Das Beste ist, wenn man sich ein kleines Abendritual zulegt. Wer es schafft, der sollte ein Tagebuch führen. So kann man die Probleme, die einem auf dem Herzen liegen, besser loslassen. Wem das zu viel ist, der legt sich vielleicht ein kleines Schulheft zu in dem er an jedem Abend 5 Punkte notiert. In Punkt 1 bis 3 wird festgehalten, wofür man dem vergangenen Tag dankbar ist. Das kann auch mal das schöne Wetter sein, ein gutes Essen oder ein nettes Gespräch. Zum Anfang muss man sicher eine Weile überlegen, aber mit der Zeit klappt das immer besser. Zu Punkt 4 schreibt man, was man an diesem Tag gelernt hat. Auch das braucht meist etwas Zeit, aber irgendwann denkt man schon tagsüber daran, dass man diese Erfahrung am Abend aufschreiben kann. Unter Punkt 5 notiert man, worauf man heute stolz ist. Da darf auch schon mal stehen, dass man einfach seinen Job gemacht hat oder sich nicht hat stressen lassen.

So ein Abendritual lässt sich nicht ganz einfach ins Leben einbauen. Manchmal macht man es drei oder vier Abende lang und dann setzt man einen Tag aus, dann noch einen – und schon ist es vergessen. Dagegen hilft die 21-Tage-Regel. Man braucht dazu zwei Gläser oder andere Gefäße. In eines davon kommen 21 Knöpfe, Perlen oder was auch immer. Nach jedem abendlichen Tagebucheintrag wird ein Knopf in das zweite Gefäß gelegt. Schreibt man an einem Abend nicht, dann müssen alle (ich betone alle) Knöpfe zurück in das erste Glas. Jetzt wird von vorn gezählt. Dieser einfache psychologische Trick hat eine unglaubliche Wirkung. Damit kann man übrigens alle neuen Gewohnheiten etablieren. Wer es einmal geschafft hat, dass alle Knöpfe im zweiten Glas sind, dem ist die neue Angewohnheit nahezu zum Bedürfnis geworden.

Für einen herzgesunden und stressabbauenden Schlaf sorgen außerdem noch ein gut gelüftetes, nicht zu warmes und relativ dunkles Schlafzimmer. Das sollte möglichst in einer ruhigen und entspannenden Farbe gestrichen sein. Wenn sich die Bilder und eine sparsame Dekoration an das Thema Schlaf anpassen, ist das ebenfalls hilfreich. Technische Geräte sollten so weit wie möglich aus dem Raum verbannt werden. Das gilt ebenfalls für tickende Uhren. Wer schlecht schläft, tut gut daran seine pelzigen Freunde aus dem Bett zu scheuchen. Auch wenn Hund oder Katze noch so kuschlig sind, sie nehmen meist wenig Rücksicht auf ihre menschlichen Mitbewohner und machen sich oft ziemlich breit. Außerdem schnarchen und träumen sie ebenso wie wir und können dadurch einen leichten Schlaf empfindlich stören.

Wenn möglich, sollte man jeden Tag zur gleichen Zeit ins Bett gehen. Neben dem Tagebuchschreiben kann ein Entspannungsbad oder eine kleine Leserunde mit leichter Lektüre ebenfalls zum Schlafritual werden. Spannende Krimis oder sogar Thriller sind nicht die richtige Methode, um den Tag in Ruhe zu beschließen.

Schwere und fettige Speisen, die man am späten Abend isst, sind oft für einen unruhigen Schlaf oder Einschlafschwierigkeiten verantwortlich. Für viele Menschen empfiehlt es sich, kurz vor der Schlafenszeit auch keinen Kaffee oder Alkohol zu trinken. Ob warme Milch mit Honig tatsächlich wirkt ist wissenschaftlich nicht erwiesen. Mich entspannt dieses Getränk jedenfalls ungemein. Auf einige "beruhigende" Getränke werde ich später noch hinweisen.

Zu guter Letzt sorgt die passende Matratze oder das richtige Bett für einen erholsamen Schlaf. Worauf man liegt ist am Ende jedem selber überlassen. Diese Entscheidung muss man für sich treffen (ganz egal was die Werbung auch sagt).

„Der Schlaf sei das täglich Brot deiner Seele", sagte Carl Ludwig Schleich, ein deutscher Chirurg und Schriftsteller. Wie Recht er damit hatte beweist die Tatsache, dass Schlaf existenziell wichtig für uns ist. Ohne Schlaf nimmt das Gehirn über kurz oder lang erheblichen Schaden. Auch wenn man es nicht auf Anhieb einsehen will: Ein dauerhafter Schlafentzug führt unweigerlich zum Tode. So kam es, dass Schlafentzug eine beliebte Foltermethode wurde.

Schlaf wirkt sich unmittelbar darauf aus, wie wir uns fühlen: Während des Schlafens regenerieren sich Körper und Geist gleichermaßen. Das Gehirn verarbeitet die Eindrücke des Tages, Erinnerungen bilden sich und wir tanken Kraft für den neuen Tag. Auf der Ebene der Gewebe ist der Schlaf wichtig für die Erneuerung der Zellen und die Infekt-Abwehr – deshalb ist es gerade wichtig gut zu schlafen, wenn man krank ist.

Man findet im Internet zahlreiche Studien zum Thema Schlaf und Gesundheit. Sie weisen auf das schon erwähnte Problem hin: Wer ausreichend und gut schläft, ist weniger anfällig für Stress. Und wer gestresst ist kann schlecht schlafen. Schlafmangel beeinträchtigt die Konzentration und das Gedächtnis. Vergessen wir Sachen und können wir uns schlecht konzentrieren, dann stresst uns das. Dazu kommt, dass Menschen die gut schlafen weniger an Depressionen, Bluthochdruck, Diabetes oder Herz-Kreislauf-Erkrankungen leiden. Untersuchungen haben sogar festgestellt, dass die Wundheilung besser funktioniert und man weniger anfällig für Infekte oder auch Muskelschmerzen ist. Daher kann ich mich nur wiederholen und dazu auffordern ein Schlafritual einzuführen. Dazu kann auch das Anhören einer CD gehören. Ich persönlich spiele mir diverse Ratgeber ab, von denen ich noch nicht einem bis zum Ende gelauscht habe. Das deutsche Ärzteblatt hat vor einiger Zeit einen Artikel über eine Einschlaf-CD des Kölner Instituts für Stressverminderung veröffentlicht. Dort heißt es:

"Die durchgängige Hintergrundmusik der Audio-CD entspricht in Akkordfolgen und Taktfrequenz der ruhigen Atem- und Herzfrequenz in der Einschlafphase und gibt dadurch dem Organismus natürliche Einschlafimpulse. Sie ergänzt die von einem professionellen Sprecher gesprochenen Anleitungen, die auf Atementspannung, Muskelentspannung und positiven Visualisierungen basieren.
Die in Testreihen ermittelte durchschnittliche Einschlafzeit beim Anhören der CD liegt bei zwölf bis achtzehn Minuten. Anwender beschreiben das Einschlaferlebnis als angenehmes, tiefes Erleben des eigenen Körpers. Neben dem erleichterten Einschlafen geben die Anwender auch eine Verbesserung der Schlafqualität an. Hölker (Anmerkung: Dr. med. Ralf Maria Hölker, der Gründer des Institutes) erklärt dies damit, dass die entspannte Atmung und Muskulatur, sowie positive innere Bilder in den Schlaf übernommen werden und zu größerer körperlicher Erholung und seelischer Regeneration führen." (Quelle: www.aerzteblatt.de) Die Audio-CD „Gut Einschlafen Gut Schlafen" ist als Sachhörbuch im Buchhandel und bei Amazon erhältlich und kostet 14,95 Euro. Ein Versuch ist das sicher allemal wert.

Wer gern kuschelt und auf schöne Gerüche steht, der kann sich ein beruhigendes Kräuterkissen mit ins Bett nehmen. Die gibt es fertig zu kaufen oder man gibt Hopfen, Lavendel, Dillsamen, Melisse und Kamille in ein Baumwoll-Säckchen. Ist keines zur Hand, kann man alles auch in ein Stofftaschentuch einnähen.

Ein entspannendes Wannenbad vor dem Einschlafen kann ebenfalls sehr hilfreich sein. Natürliche Badezusätze, die Geist und Seele beruhigen, sind beispielsweise Lavendelblüten, gebrühtes Haferkorn und Baldrianwurzel oder –blüten.

Essen

"Du bist was du ist", sagt der Volksmund. Bei Stress und Termindruck kommt die gesunde Ernährung schnell mal zu kurz. Die richtige Auswahl und die Qualität der Lebensmittel bleiben in solchen Situationen meist auf der Strecke. Zudem wird dann oft zu schnell und zu viel gegessen. Nicht selten geht das Ganze mit einem häufigen Alkoholgenuss einher. Als

Ergebnis stellen sich Übergewicht und Unzufriedenheit ein. Und das bedeutet am Ende noch mehr Stress in Form von negativen Emotionen. Wer außerdem etwas zu stark aus der Form geraten ist, dessen Herz muss dann auch mehr Leistung aufbringen.

Für alle, deren Gesundheit bereits angegriffen ist, gibt es eine Empfehlung von Fachärzten zur "Herzgesunden Ernährung". Warum sollte man die nicht auch vorbeugend anwenden können? Durch die sogenannte mediterrane Kost werden Risikofaktoren, wie ein erhöhter Blutdruck positiv beeinflusst.

Es ist schon eine ganze Weile her, dass in den Fünfziger- und Sechzigerjahren des vorigen Jahrhunderts die sogenannte Sieben-Länder-Studie den Zusammenhang zwischen Ernährung und der Häufigkeit von Krebs- und Gefäßerkrankungen untersuchte. Am besten schnitt damals Kreta ab. Die Kost der Inselbewohner basierte vor allem auf viel Gemüse, Obst, Fisch, Knoblauch, Olivenöl und einem Gläschen Rotwein pro Tag. Heutzutage sieht das allerdings oft auch ganz anders aus. Wie dem auch sei, wer einmal im Süden im Urlaub war, der sehnt sich zu Hause oft nach den entspannten Mahlzeiten. Dabei geht es nicht nur um das was, sondern auch um das wie. Hastig hintergeschlungenes Essen wird oft schwer verdaut und macht dem Magen Stress. Meist ist es von der Zusammensetzung oft auch noch ungesund. Fertiggerichte enthalten so viele Zusatzstoffe, deren Wirkung auf Körper und Seele noch nicht erprobt sind, dass man zu ihnen nur im äußersten Notfall greifen sollte. Im Jahre 2013 hat man daher eine Studie gestartet, bei der sich die Probanden nach der ursprünglichen Mediterranen Kost ernährten. Das Risiko für Herzinfarkte, Schlaganfälle und kardiovaskuläre Todesfälle wurde bei ihnen um 30 % gegenüber "Normalessern" reduziert. Die Kombination der Nährstoffe verringerte das Risiko von Bluthochdruck und Übergewicht. Beides Faktoren, die als Stressauslöser gelten können.

Wer bei seiner Ernährung auf ungesättigte Fette, wie zum Beispiel kaltgepresstes Oliven- oder Rapsöl Wert legt, der macht es schon einmal richtig. Dazu sollten auf alle Fälle noch genügend Omega-3-Fettsäuren kommen, die man vor allem in Salzwasserfischen und im Leinöl findet. Alle

Arten von Nüssen sind reich an ungesättigten Fetten und ideale Energielieferanten. Gemüse, Salat und Obst enthalten Vitamine, Mineralstoffe und die sogenannten sekundären Pflanzenstoffe. Außerdem nimmt man beim Verzehr auch einen hohen Anteil an Ballaststoffen auf, der für eine langanhaltende Sättigung und eine geregelte Verdauung sorgt. Mit diesem Thema haben sich schon viele Autoren beschäftigt. Wer bei Amazon den Begriff "Mediterrane Küche" eingibt erhält über 6 000 Einträge. Da sollte doch für jeden Geschmack etwas dabei sein. Übrigens kann auch Kochen sehr entspannend wirken und den Stress reduzieren. So kann man gleich zwei Fliegen mit einer Klappe schlagen.

Stress und hoher Blutdruck gehen wie erwähnt oft Hand in Hand. Das dabei über kurz oder lang das Herz geschädigt wird, kann man sich auch ohne große medizinische Kenntnisse vorstellen. Ein hoher Salzanteil im Essen, wie man ihn bei Fertiggerichten findet, erhöht die Blutdruckwerte zusätzlich. Daher sollte man die tägliche Kochsalzzufuhr auf eine Menge von unter 6 g verringern, wenn man die Tendenz zu hohem Blutdruck hat. Folgt man diesem Rat der Deutschen Herzstiftung kommt man in vielen Fällen auch ohne Medikamente wieder auf normale Werte. Eine Veröffentlichung zum Thema auf deren Internetseite besagt: " Die durchschnittliche Salzaufnahme erreicht bei vielen Menschen bei einer unbedachten Ernährungsweise häufig 10 bis 15 g/Tag, wobei auch bis zu 30 g/Tag bei manchen Menschen keine ungewöhnlichen Mengen sind." (Quelle: www.herzstiftung.de) Man kann sich gut vorstellen, dass diese Salzmengen auf Dauer auch für Menschen mit einem gesunden Herz nicht zuträglich sind. Auf der genannten Internetseite kann man sich übrigens auch ein spezielles Kochbuch für Menschen mit Herzkrankheiten, Diabetes mellitus und Bluthochdruck bestellen. Das Koch- und Ernährungsbuch „Mediterrane Küche – Genuss & Chance für Ihr Herz" ist natürlich auch für alle anderen, die sich gesund und vernünftig ernähren wollen, geeignet.

Im Übrigen sind hausgemachte Suppen fast immer ein Seelentröster und wirken sich positiv auf unser Wohlbefinden aus. Meine Empfehlungen reichen von der allseits bekannten Hühnersuppe über Kürbissuppe, Rote-Beete-Suppe bis hin zur Kichererbsensuppe mit indischem Flair. Erlaubt ist alles was schmeckt und natürliche Zutaten hat. Hauptsache die Suppe stammt nicht aus der Büchse oder der Tüte.

Trinken

Wer ständig unter Anspannung steht, der sollte auf alle Fälle genügend trinken. Kaffee ist zum Glück nicht mehr das "böse Getränk", als das es vor Jahren einmal gehandelt wurde, aber schwarzer und vor allem grüner Tee sind wohl doch etwas gesünder. Aus Japan gibt es beispielsweise Studien, die belegen, dass der regelmäßige Genuss von grünem Tee das Schlaganfallrisiko verringert. Wer ein Scheibchen frischen Ingwer mit heißem Wasser überbrüht, der bekommt nicht nur ein leckeres Getränk, sondern stärkt sein Immunsystem und macht gleichzeitig den Kopf frei. Ein persisches Sprichwort lautet: "Trinke einen Safrantee und du fühlst dich fröhlich". Dazu übergießt man drei bis vier Safranfäden mit kochendem Wasser und lässt das Ganze etwa 10 Minuten ziehen. (Selbst Safranfäden bekommt man inzwischen bei Amazon.) Wer es nicht ganz so exotisch mag, der kocht sich vielleicht einen Tee aus heimischem Baldrian. Der beruhigt und hilft beim Einschlafen. Hopfen muss man nicht immer in Form von Bier zu sich nehmen, sondern man kann ihn auch als Tee trinken. Ein bewährter Schlummertrunk ist auch die Hopfenmilch. Dazu werden zwei Teelöffel Hopfenzapfen mit 200 ml Milch kurz aufgekocht und dann zugedeckt 5 – 10 Minuten ziehen gelassen. Nach dem Abseihen kann man das Ganze auch noch mit Honig süßen.

Medikamente

Es gibt natürlich auch stress- und spannungslösende Medikamente. Und diese bekommt man sogar meist einfach im Internet. Hier sei vor einer Selbstmedikation ausdrücklich gewarnt. Die kleinen Kügelchen lösen keine Probleme. Sie sind nicht für den längerfristigen Gebrauch geeignet und überdecken lediglich die vorhandenen Stress-Symptome. Wer wirklich nicht allein mit seiner Situation zurechtkommt, der sollte sich nach professioneller Hilfe umsehen.

Ich muss mich auch hier wiederholen: es gibt natürlich Medikamente, die beruhigend wirken und Stress-Gefühle vermindern. Die behandeln aber jeweils nur die Auswirkungen, niemals die Ursache. Zudem sollten solche

Arzneimittel immer nur unter kritischer Kontrolle eines erfahrenen Arztes eingenommen werden. Ein bekanntes Beispiel für eine unangebrachte Medikation sind Beruhigungsmittel wie die Benzodiazepine. Die sind für eine langfristige Stress-Bewältigung völlig ungeeignet, da sie geradewegs in die Abhängigkeit führen. Normalerweise werden sie zu Bewältigung extremer Krisensituationen eingesetzt, denn sie greifen im Gehirn in den Stoffwechsel der Nervenzellen und auf die Konzentrationen der Botenstoffe (Neurotransmitter) ein. Auf den ersten Blick versprechen sie solche Wirkungen wie beruhigend, erregungs- und aggressionsdämpfend, entspannend, angstlösend und schlafanstoßend. Das klingt nur scheinbar gut, denn: "Beendet man die Einnahme der Benzodiazepine, treten die Symptome wie Angst oder Schlaflosigkeit oft verstärkt wieder auf. Dieser sogenannte "Rebound-Effekt" kommt besonders nach längerer Einnahme und/oder bei plötzlichem Absetzen zum Tragen und ist Ausdruck einer körperlichen Abhängigkeit." (Quelle: http://www.onmeda.de/Wirkstoffgruppe/Benzodiazepine.html) Die Nebenwirkungen bei der Einnahme solcher Medikamente sind übrigens auch nicht zu verachten. Dazu gehören Benommenheit, Mattheitsgefühle und erhebliche Konzentrationseinbußen. Fazit: Am Ende bleiben die Probleme nicht nur, sondern werden noch größer.

Konsum

Eine Stressart, die in den wenigsten Ratgebern erwähnt wird, ist der Konsumstress. Herbert Grönemeyer sang schon vor Jahren in seinem Lied KAUFEN: "Vor lauter Augenweiden, kann ich mich nicht entscheiden, was muss ich Qualen leiden" (Quelle: http://www.songtexte.com). Eine Betrachtungsweise, warum uns der übermäßige Konsum nicht gut tut, geht davon aus, dass wir uns mit dem Kauf von Dingen eine Art Ersatzbefriedigung schaffen. In der Werbung wird uns suggeriert, dass uns das Produkt XYZ glücklich macht. Daraufhin müssen wir es unbedingt haben. Das ist Stress Nummer 1. (Da stehen manche Menschen schon am Vortag vor dem Laden an, weil sie unbedingt das neueste I-Phone haben müssen. Na, wenn das kein Stress ist!) Beim Besitz der meisten Dinge stellt sich aber das erwünschte Glücksgefühl nicht ein oder hält nur kurz an. Warum sind wir nicht so glücklich, wie die schönen Leute aus der

Werbung? Was stimmt nicht mit uns, fragen wir uns verzweifelt und haben uns Stress Nummer 2 angelacht.

Eine andere These besagt, dass wir kaufen, weil wir uns ständig darstellen wollen. Was wir besitzen und wie wir uns kleiden, macht unsere Identität aus. Zumindest denken wir das oft. Konsum als Ausdruck der Selbstverwirklichung ist ebenfalls oft sehr stressig. Ein extremes Beispiel dafür ist der Kauf eines Brautkleides. Es gibt diverse Fernsehberichte darüber, wie die Braut, die doch eigentlich glücklich sein sollte, völlig gestresst in Tränen ausbricht, weil sie sich nicht entscheiden kann. Die Erwartungshaltung, die mit einer (scheinbar) bestimmten gesellschaftlichen Position einhergeht, nicht zu erfüllen, ist allerdings auch nicht einfach. Wir alle wundern uns, wenn wir einen Banker in Jeans, einen Doktor im Hawaihemd oder eine Kindergärtnerin im Gotik-Style sehen. Hier sollte jeder Einzelne für sich entscheiden, wie er mit diesem Thema umgeht. Die Frage aller Fragen lautet am Ende doch nur: Will ich das für mich so haben, oder ist es mir in Wahrheit nicht wichtig? Wird der zweite Teil mit JA beantwortet, dann lauert der Stress schon hinter der nächsten Ecke, weil man nur die Erwartungen anderer erfüllen will.

Gefühlsleben

Befassen wir uns nun einmal mit der Seele. Es ist wichtig, dass man sich klar darüber ist, dass man immer Einfluss auf sein Leben hat. Der Satz "Ich kann ja nichts machen", deutet nur an, dass man noch keine Entscheidung getroffen hat, etwas zu ändern. Ich kann alles machen – allerdings muss ich mit den Konsequenzen leben. Ich kann kündigen, meinen Chef einen Idioten nennen, in eine andere Stadt ziehen oder ganz und gar auswandern. Vielleicht komme ich dabei von einer Stresssituation in die andere. Das ist gut möglich. Aber da ich diese Entscheidung so und nicht anders getroffen habe, kann ich dafür auch die Verantwortung übernehmen. Also muss ich mich davon nicht stressen lassen. Es liegt an mir eine Änderung vorzunehmen. Hannibal, der Feldherr, hat das kurz und knapp zusammengefasst: „Entweder wir finden einen Weg, oder wir machen einen.“

Um so zu denken, braucht man eine gute Portion Selbstvertrauen. Das ist nichts weiter als die Überzeugung, dass es eine Lösung gibt und man die auch finden wird. Die Praxis gibt dieser Theorie Recht. Selbstbewusste Leute sind viel seltener gestresst als Menschen, die sich wenig zutrauen. Dabei hilft es ungemein, wenn man sich schon vor Augen hält, was man alles schon geschafft hat.

Da war nichts? Das glaube ich nicht. Auf alle Fälle fällt das "Lesen lernen" darunter. Immerhin gibt es 7,5 Millionen Analphabeten in Deutschland und die könnten dieses Buch jetzt nicht lesen. Vielleicht der Führerschein? Einen Beruf erlernt? Ein Bild gemalt? Ein Musikinstrument oder ein Fremdsprache erlernt? Also es gibt garantiert etwas, worauf jeder stolz sein kann.

Fakt ist, dass Krisen und temporäre Niederlagen grundsätzlich Bestandteil des Lebens sind. Es kommt allerdings darauf an, welchen Wert wir ihnen beimessen. Wer Tagebuch führt, kann ein beredtes Zeugnis davon ablegen. Da hat man sich vor einiger Zeit seitenlang über ein Problem ausgelassen. Man war dermaßen gestresst davon, dass man kaum noch einen anderen Gedanken fassen konnte. Monate später kann man sich kaum noch an die Einzelheiten erinnern und muss nachlesen. Warum war man damals nur so fix und fertig?

"Das, worauf ich meine Aufmerksamkeit lenke, das wächst", besagt ein weiteres Lebensgesetz. Konzentriere ich mich darauf, wie stressig diese Situation für mich ist, dann wird sich dieses Gefühl stetig verstärken. Das ist ziemlich kontraproduktiv. Lenke ich den Focus auf die Auflösung des Konflikts, dann entziehe ich dem Stress die Nahrung. Dabei hilft eine optimistische Grundhaltung grundsätzlich eher als Pessimismus. Es kann auch fast nie schaden, sich Hilfe von anderen Menschen zu holen oder Rat zu erbitten. Eine andre Ansicht zu hören, bewirkt oft Wunder. Wer über ein stabiles soziales Netzwerk verfügt oder sich Unterstützung durch Gleichgesinnte oder Mentoren sucht, der kann viele Stressfaktoren kompensieren.

Im Übrigen macht es Sinn wenn man kleine Ärgernisse auch mal übergeht. Manchmal lohnt es sich einfach nicht alles auszudiskutieren und zu analysieren. Damit verursacht man sich selbst nur Stress. Nicht immer alles persönlich nehmen, hat auf den ersten Blick vielleicht nicht viel mit Stressvermeidung zu tun. Doch wenn wir ehrlich sind, dann schleppen wir eine Menge an inneren Streitgesprächen mit uns herum. Da hat uns mal jemand etwas gesagt, was uns nicht gefallen hat und mit dem diskutieren wir in Gedanken noch tagelang herum. Derjenige hat die Sache vielleicht schon vergessen oder es war ihm nicht bewusst, was er mit seinen Worten angerichtet hat. Und wir wälzen das Gespräch immer noch im Kopf herum. "Hätte ich doch bloß dies und das gesagt", schimpft unser innerer Kritiker. "Die besten Argumente fallen mir immer hinterher ein", tadeln wir uns selber. Und machen uns damit Stress, der nicht von schlechten Eltern sein kann. Wenn wir bemerken, dass wir in so ein Gedankenkarussell geraten, dann ist es wichtig auszusteigen. Vor kurzem hat mir jemand einen Rat gegeben, der gut zu dieser Situation passt. Er lautete "Alles im Leben ist ein Angebot. Du kannst es nehmen oder liegen lassen." Es ist halt geschehen und daran kann man nichts ändern. Was ich ändern kann ist die Betrachtungsweise. Gebe ich dem Vorgang, dem Menschen oder was-auch-immer die Macht über mein Gefühlsleben, meine Ausgeglichenheit und damit auch über meine Herzgesundheit? Das ist die entscheidende Frage. Lass ich mich davon stressen oder nicht?

Es bleibt dabei: "Wem du die Schuld gibst, dem gibst du die Macht". Es ist das Wetter, der Chef oder die Eltern. Im Grunde genommen ist das totaler Quatsch und bringt uns außer Stress nichts. Man fühlt sich gelebt, glaubt, dass man nichts machen kann und regiert nur passiv auf die unerquicklichen Situationen. Es ist vollkommen normal, dass man da gestresst ist. Wer glaubt, er hätte keine Wahl in seinem Leben, dem empfehle ich das Buch "Die Entscheidung liegt bei dir". Es trägt den Untertitel "Wege aus der alltäglichen Unzufriedenheit". Der Autor Reinhard K. Sprenger ist promovierter Philosoph und haut uns seine Forderung die Verantwortung für das eigene Leben zu übernehmen so vehement um die Ohren, bis man einsieht, dass er Recht hat.

In die Rubik Eigenverantwortung fällt daher der Rat "Die Stress-Ursache anpacken". Das klappt nicht immer, aber ist auf jeden Fall einen Versuch wert. Manchmal bringt ein klärendes Gespräch mit dem Chef oder den Kollegen etwas. Wichtig ist, dass man dabei keine Schuldzuweisungen von sich gibt. Es kostet allerdings schon einigen Mut zu sagen: "Ich fühle mich so und so". Es kann sein, dass der Andere diese Situation noch nie aus unserem Blickwinkel gesehen und sich keine Gedanken darüber gemacht hat. Vielleicht lässt sich so die eine oder andere Stresssituation auflösen

Ein Vorschlag, der in keinem der gängigen Ratgeber zum Thema fehlt (und auch hier nicht vernachlässigt werden sollte) lautet: "Wechseln Sie in die Vogelperspektive". Damit ist ein absichtliches Vertauschen der Sichtweise gemeint. Man versucht sich sozusagen selbst von außen zuzusehen. "Da ist dieser Mensch der in seinem Auto wie wild flucht, weil er im Stau steht. Kann er daran was ändern oder macht er alles nur noch schlimmer?", fragt sich der Zuschauer aus der Vogelperspektive. Was würde man einer fremden Person raten, die sich in dieser Situation befindet? Mit dem entsprechenden Abstand sieht dann alles doch irgendwie ganz anders aus. So ein Perspektivwechsel gelingt nicht immer und braucht auch ein wenig Übung. Aber mit der Zeit könnte es klappen, dass man die Gegebenheiten, die man nicht ändern kann, als Tatsachen annimmt und sich davon nicht unnötig stressen lässt. Ludwig Bechstein (1801 - 1860), ein deutscher Märchensammler und -erzähler schrieb zum Thema innerer Anspannung: „Gelassenheit kann man lernen. Man braucht dazu nur Offenheit, Motivation, ein bisschen Ausdauer und vor allem Bereitschaft, sich von den alten, eingefahrenen Bahnen zu lösen, in denen unser Denken und Handeln sich häufig bewegt."

Manchmal hilft es auch, wenn man ganz einfach seinen Verstand anschaltet. Das klingt jetzt ziemlich profan, ist aber wirkungsvoll. Man fragt sich schlichterweg: "Was genau kann schlimmstenfalls passieren und wie wahrscheinlich ist das?" Ich stehe im Stau. Was passiert? Ich komme zu spät nach Hause. Wie schlimm ist das? Ich verpasse den Anfang meiner Lieblingsserie (die ich mir morgen im Internet ansehen kann). Halte ich mir das vor Augen, dann sollte unbedingt noch eine weitere Frage kommen. "Ist es das wirklich wert, dass ich mich davon stressen lasse und vom Prinzip her mit meiner Gesundheit spiele?" Bei einem Stau, der ja nicht über Wochen und Monate dauert ist es einfach, solche Gedanken zu entwickeln. Was ist aber, wenn ich Stress auf Arbeit oder in meiner Beziehung habe? Betrachte ich solch eine Stresssituation, sind die Konsequenzen bedeutend weitreichender. Vielleicht verliere ich meinen Job oder meinen Partner? Genau hier sollte das große Denken beginnen. Im Englischen gibt es ein Sprichwort, das „Leave it, love it or change it" lautet. Wenn wir das übersetzen, dann heißt das so viel wie: (Wenn dir etwas im Leben nicht gefällt,) verlasse die Situation (leave it), lerne, die Sache zu lieben (love it) oder ändere etwas (change it). Wenn man sich daran hält, müsste der Stress verschwinden. Entziehe ich mich dem Ganzen, dann ist der Ursache der Nervenanspannung weg. Entscheidet man sich die Sache toll zu finden und sie zu lieben, dann dürfte es eigentlich auch nicht mehr stressig sein. Gleiches gilt, wenn ich die Ausgangssituation zu meinen Gunsten ändere. Das liest sich jetzt ziemlich einfach, ist es allerdings nicht. Aber es funktioniert.

Ein weiterer Tipp, der sich meiner Meinung allerdings nur für temporäre Stresssituationen eignet lautet: Zeitliche Distanz schaffen. Wir kommen hier noch einmal auf das Thema Tagebuch zurück. Selbst wenn man sich nicht zu regelmäßigen Niederschriften durchringen kann, sollte man sich die Frage stellen, ob diese Situation in einem Jahr oder später noch Bedeutung hat. Die meisten Probleme haben keine lange "Halbwertzeit". Das erkennt man leider oft nur rückblickend. Wie war das den eigentlich damals, als man sich lauter Stress wegen XYZ gemacht hat?

Ist es absehbar, dass die Stressphase zwar länger (als gesund) dauert, aber irgendwann ein Ende hat, dann hilft oft die Konzentration auf das Wesentliche. Das passiert beispielsweise im Einzelhandel jedes Jahr in der Vorweihnachtszeit. In solchen Situationen sollte man sich ausschließlich sachlich auf die eigentliche Problemstellung konzentrieren. Wer sich immer wieder sagt "Das schaffe ich nie" oder "Ich bin nicht gut genug" setzt sich nur selber noch mehr unter Druck. Durch diesen Stress werden körperliche und geistige Ressourcen blockiert, die dann nicht mehr für die Lösung der eigentlichen Aufgabe genutzt werden können.

Wer merkt, dass er sich selber in eine ungesunde Nervenanspannung hineinmanövriert, der hat auch gute Chancen gegenzusteuern. Mit einem Gedanken-Stopp kann man die negativen Sichtweisen in die Schranken weisen. Es gehört zwar etwas Übung dazu, denn man muss sich sozusagen selbst beobachten (eine Kunst die man erst einmal erlernen sollte). Doch wenn sich stressauslösende Befürchtungen in unsere Überlegungen einschleichen kann man sich mit "Stopp! Nächster Gedanke!" aus der Situation retten. Mit etwas Training kann man so automatisierte Gedanken erkennen und aus dem Kopf verbannen.

Vom Prinzip her ist es für uns mehr als angebracht, das positive Denken zu kultivieren. Auch wenn dieser Begriff inzwischen recht oft belächelt oder sogar als Spinnerei abgetan wird, hat er durchaus seine Berechtigung. Kein Mensch, der etwas Großes oder Bewundernswertes geschaffen hat, war zuvor tief in seinem Inneren der Meinung, dass es nicht klappen wird. Sie alle haben an sich geglaubt. Bevor man sich unnötig Sorgen und Stress macht, gilt es sich auf die eigenen Stärken zu besinnen. Diese Gedanken schaffen ein positives Selbstbild, welches uns stressresistenter werden lässt. Denken allein reicht natürlich wieder nicht. Man muss auch so handeln. Sich vor ein Problem zu setzen und zu sagen ich denke positiv und erwarten, dass sich alles zum Guten wenden wird, das ist illusorisch. Bin ich aber der Überzeugung, ich könne die Situation zu meinen Gunsten ändern und verhalte mich so, dann entsteht die große Chance, dass Stress gar nicht erst entsteht oder abgebaut wird. Diese Haltung kann man lernen, indem man bewusst den Gegebenheiten des Lebens positives abgewinnt. Ich erinnere nur an das abendliche Aufschreiben von drei angenehmen Begebenheiten oder wofür man dem vergangenen Tag dankbar ist. Wer glaubt, dass ihm nie etwas Gutes wiederfährt, der sollte es mal mit dem Drei-Steine-Test probieren. Dazu steckt man sich am Morgen drei kleine Steine in die linke Tasche von Jacke, Hose oder Mantel. Dann hält man den Tag über bewusst nach positiven Erlebnissen Ausschau. Hat man etwas gefunden, dann kommt ein Stein aus der linken

Tasche in die rechte. Es wird ganz selten passieren, dass am Abend noch alle drei Steine auf derselben Seite sind. (Meist findet man sogar drei sind zu wenig.)

Gelassenheit lernen

Immer wieder hört man die Aufforderung, doch alles etwas ruhiger anzugeben. Selbst wenn man nicht im Dauerstress ist, fehlt unserem Leben doch ein ganzes Stück Gelassenheit. Und sofort taucht die Frage auf: Kann man das eigentlich lernen? Es ist wohl eher so, dass man das lernen muss, denn dieser Zustand der Ausgeglichenheit und der Beherrschtheit wird uns nicht in der Wiege gelegt. Den muss man sich erarbeiten. Sicher macht es erste einmal Sinn, zu fragen, wie man Gelassenheit definieren kann.

Gelassenheit ist die Fähigkeit, seine innere Haltung zu ändern und somit innere Ruhe herzustellen.

Aber wie erreicht man diese Kunst? Zuerst einmal in dem wir Situationen aufsuchen, in denen wir uns entspannen. Das ist sozusagen die Vorstufe zur Gelassenheit. Es gibt kein Allgemeinrezept, was wir als entspannend empfinden. Da muss sich schon jeder selbst fragen. Das kann Musik sein, ein Waldspaziergang, eine Massage, mit der Katze kuscheln, ein warmes Bad nehmen. Die Möglichkeiten sind grenzenlos. Aber die Entspannung kommt hier in allen Fällen erst einmal von außen. Die Erinnerung daran schafft auf alle Fälle ein gutes Gefühl. Kommt man dann in eine Situation, bei der eine gehörige Portion Gelassenheit angebracht ist, dann erinnert man sich an diesen entspannten Zustand. Versucht sich in diese hineinzuversetzen. Da man nicht sofort reagieren will, macht es auch Sinn sich auf seinen Atem zu konzentrieren. Auch das sollte man vorher schon mehrmals geübt haben, sonst klappt das nicht auf Anhieb.

Als Notfall-Apotheke kann ich die "Die 3-Schritte-Gelassenheits-Methode" von Moritz Bauer empfehlen.
"Schritt 1: Sobald du merkst, dass du in eine stressige Situation kommst, mach kurz die Augen zu und nimm ein paar tiefe Atemzüge in deinen unteren Bauchteil. Atme tief durch die Nase ein und dann durch den

Mund wieder aus.

Schritt 2: Entspanne dabei deine Muskeln. Balle deine Hände kurz zu Fäusten, dann lass sie wieder locker und schüttele deine Arme kurz aus.

Schritt 3: Zähle innerlich von 1 bis 10. Konzentriere dich einfach nur aufs Zählen und merke, wie du dich mit jeder Zahl mehr entspannst. Danach hat die Emotion schon viel weniger Energie und du kannst besser mit ihr umgehen." (Quelle: http://www.selbstbewusstsein-staerken.net/gelassenheit-lernen/)

Im Falle eines Falles kann man sich dann solche Fragen stellen wie: Ist das wichtig für mich? Ist das wirklich so oder interpretiere ich das nur so?

Ein guter Weg zur Gelassenheit ist das tägliche (oder zumindest regelmäßige) Meditieren. Wer sich darauf einlässt, der findet damit die Möglichkeit seinen Geist von alltäglichen Belastungen, Stress und Belanglosigkeiten zu befreien. Für uns Europäer ist der erste Schritt in diese Richtung nicht einfach und oft mit Vorurteilen gepflastert. Es geht weder darum "nichts zu tun" noch um eine Art "religiöse Verzückung". Diese geistige Entspannungsmethode soll uns von negativen Gedanken und Sorgen befreien. Für Anfänger ist es wohl am Einfachsten, wenn sie sich auf eine geführte Meditation einlassen. Auch hier findet man bei Amazon genügend Angebote, sodass die Auswahl schwer wird. Ich wage es mir hier nicht, eine Empfehlung auszusprechen, da die Wirkung einer solchen CD sehr von der Sympathie, die man dem Sprecher oder der Sprecherin entgegenbringt, abhängt. Vielleicht klappt es beim ersten Versuch nicht immer und man fühlt sich beim Zuhören nicht wirklich mitgenommen. Das kann auch am Vortragenden liegen. Es macht wirklich Sinn in diesem Fall erst einmal einen anderen Autor zu wählen, bevor man aufgibt.

Meditation in Bewegung ist eine andere Möglichkeit zum "Runterfahren". Dafür eignen sich solche Angebote wie Yoga, TaiChi und Qigong. Yoga ist in aller Munde, da her will ich dazu auch nicht sehr viel sagen. Zumal ich mich auf diesem Gebiet nicht sonderlich gut auskenne. TaiChi wird in der letzten Zeit oft durch die Medien als Entspannungsmethode erwähnt. Man übt dabei eine Sequenz von langsamen Bewegungen, die ihren

Ursprung in der Kampfkunst haben. Ich persönlich mag das sehr und trainiere die oft fälschlich als Schattenboxen bezeichneten Übungen seit Jahren. Sie sind allerdings recht komplex und es besteht die Gefahr, dass man als Anfänger schnell damit überfordert wird. Für alle, die sich dem Gebiet erst einmal nähern wollen, kann ich daher Qigong wärmstens empfehlen. Das tue ich nicht nur, weil ich dieses in der Praxis unterrichte, sondern weil ich von der Wirkung der einfachen und leicht zu merkenden Bewegungen überzeugt bin. (Natürlich gib es auch beim Qigong komplizierte Sequenzen.) Anfänger erhalten beispielsweise mit den Übungssequenzen der "Acht Brokate" oder der "Achtzehn Übungen des TaiChiQigong" ein Repertoire, das sie problemlos zu Hause nachvollziehen können. Egal für welche entspannende Bewegungsmethode man sich entscheidet, es ist immer besser sie von entsprechend ausgebildeten Lehrern oder Therapeuten zu erlernen. So kann man sicher sein, dass man die richtigen Bewegungsabläufe erlernt. Im Internet findet man zwar zahlreiche Anleitungen, aber für Anfänger ist es äußerst schwer, das Gesehene auch richtig umzusetzen. Oft meint man, eine Bewegungssequenz erkannt zu haben, führt aber stattdessen etwas ganz anderes aus. Das Üben in der Gruppe schafft außerdem eine erste Regelmäßigkeit und kann als weiterer Ausgleich angesehen werden, da man dabei "Gleichgesinnte" trifft. Eine langfristige Wirkung erzielt man allerdings nur, wenn man auch konsequent zu Hause übt.

Mantras und Affirmationen gelten ebenfalls als Balsam für die gestresste Seele. Der Begriff Mantra stammt aus dem Indischen und bedeutet im weitesten Sinne so viel wie "kraftgeladener Satz". Dieser wird immer wiederholt und beeinflusst mit seinen Tönen und Schwingungen die Zellen unseres Körpers positiv. Die erzeugte Vibration wirkt wie eine "innere" Massage. Welchen Satz man dabei sagt ist den persönlichen Befindlichkeiten überlassen. Man kann beispielsweise bei Google nach einer passenden Vorlage suchen. Gibt man bei Amazon den Begriff Mantra ein, erhält man über 1700 Einträge in der Rubrik Bücher. Da wird sich sicher eine entsprechende Formulierung finden lassen. Der Schlüssel, um eine wohltuende Wirkung zu erreichen, liegt in der regelmäßigen Wiederholung. Auch wenn uns diese Praxis reichlich exotisch vorkommt, ist sie unserem Kulturkreis keineswegs fremd. Der christliche Rosenkranz mit seinen 50 Perlen kann als Beweis dafür gelten.

Affirmationen funktionieren so ähnlich wie Mantras. Wir sprechen uns dabei einen selbstbejahenden Satz vor, der unsere negativen Gedanken umprogrammieren soll. Er hilft die Gefühle in eine positive Richtung zu verändern. Das kann geschehen, da die Energie immer den Gedanken folgt. Das angestrebte Ziel ist, unser Verhalten und unsere Gefühle auf Dauer zu verändern. Louise Hay, die erst kürzlich verstorbene bekannte amerikanische Autorin, hat etliche Bücher zu diesem Thema verfasst. Selbstverständlich kann man auch seine eigene Affirmation entwickeln. Allerdings sollte darin kein NEIN vorkommen, da das Unterbewusstsein diesen Begriff nicht "kennt". Es darf also nicht heißen "ich will nicht mehr gestresst sein" sondern eher "ich bin ganz gelassen und ruhig". Wem kein passender Satz einfällt, der findet im Internet genügend Anregungen unter dem Suchbegriff "Beispiele für Affirmationen".

All diese genannten Entspannungsmethoden können sozusagen als Vorstufe zur Gelassenheit betrachtet werden. Wer es fertig bekommt, sich im hektischen Alltag seine persönlichen Ruhephasen zu schaffen, der kann mit Stress und Belastungen besser umgehen. Unvorhergesehene Ereignisse und unangenehme Situationen können leichter durchgestanden und verarbeitet werden. Das bloße Wissen darum, dass man die Möglichkeit selbst in der Hand hält, seinen Stresslevel wieder herunterzufahren bringt uns dazu, mit mehr Gelassenheit durch das Leben zu gehen.

Achtsamkeit

Über dieses Thema wird derzeit so viel geschrieben, dass es mir schwerfällt noch etwas dazu zu Papier zu bringen. Dabei ist es ein wichtiger Bestandteil der persönlichen Stressbewältigung. Man kann Achtsamkeit immer und überall üben. Dazu muss man sich keineswegs in ein stilles Kämmerlein zurückziehen. Wie wäre es denn einmal mit einer Achtsamkeitsübung an der Supermarktkasse? Statt sich darüber zu ärgern, dass es nicht vorwärts geht, atmet man bewusst ein und aus. Wie fühlt sich das an? Nehme ich gerade flache und kurze Atemzüge? Was

verändert sich wenn ich tiefer einatme? Habe ich einen Geschmack auf
der Zunge, einen Geruch in der Nase? Wie fühlt sich der Boden unter
meinen Füßen an? Zum Anfang muten solche Gedankengänge ziemlich
fremd an. Doch mit etwas Übung schafft man es, dass man an allen Orten,
an denen man warten muss, mit dieser Methode Entspannung findet. Es
ist natürlich auch eine Frage des Wollens und des Ausprobierens. Wer sich
beim Einatmen ein Wort wie Ruhe und beim Ausatmen ein Wort wie
Frieden denkt, der kann fühlen, wie sich die innere Anspannung löst.

Stille zulassen

Fast immer dudelt das Radio oder dringen irgendwelche Geräusche an
unser Ohr. Manch einer meint schon, dass er die Stille nicht mehr
ertragen kann und muss sie mit Tönen füllen. Dabei ist es wichtig, dass wir
unserem Gehör auch ab und zu mal Ruhe gönnen. Unser Gehirn ist nicht
für Dauerbeschallung gemacht. Es stammt aus einer Zeit als wir am
Lagerfeuer saßen. Über uns der und klare Sternenhimmel und um uns nur
Natur. Die kommt des Abends auch zu Ruhe und wird nur selten durch die
Geräusche der Nachttiere unterbrochen. Lärm und laute Geräusche lassen
den Blutdruck ansteigen, beeinträchtigen die Gesundheit und verursachen
auf die Dauer Stress. In echter Stille, wie man sie in Kirchen findet,
entspannen wir. Bereits zwei Minuten ohne Dauerbeschallung, so besagt
eine Studie aus 2006, können den Blutdruck senken und das Gehirn
stimulieren. Das klappt sogar noch besser als mit Entspannungsmusik. In
der Stille fällt es uns leichter nachzudenken und kreativ zu sein. Der
schottische Philosoph Thomas Carlyle meinte dazu: „In der Stille werden
die wahrhaft großen Dinge geboren." Wie Recht er hatte, beweisen
Studien, bei denen man herausfand, dass Kinder, deren Elternhäuser und
Schulen in der Nähe von Autobahnen, Flughäfen oder Zugstrecken liegen,
sich langsamer entwickeln und schlechter lesen können.

Auszeit im Büro

Sich im Büro eine Unterbrechung zur eigenen Regeneration zu gönnen, ist
nicht einfach. Vielleicht haben der Chef oder die Kollegen kein
Verständnis dafür. Wenn irgendwie möglich sollte man sich trotz der
Berge von Arbeit, die auf dem Schreibtisch liegen, immer mal eine kleine

Pause gönnen. Das gilt vor allem auch für Selbstständige, die oft an der
Phänomen der totalen Selbstausbeutung leiden. Für Leute die gern über
dem Arbeiten die Zeit vergessen, gibt es das Computerprogramm
"Stillness Buddy". Das erinnert uns in selbstgewählten Abständen daran,
dass wir innehalten sollen. Diese Arbeitsunterbrechungen "frieren" den
Computerbildschirm ein und fordern uns zu einer kurzen
Achtsamkeitsübung auf. Ähnlich funktioniert die Glock der Achtsamkeit,
die Mindfulness Bell. Auch dieses Programm kann man sich aus dem
Internet herunterladen. Damit wird man dann beispielsweise alle 20
Minuten zu einer kleinen Auszeit aufgefordert

Alleine sein

Sich Zeit für sich nehmen, heiß auch einmal mit sich allein zu bleiben. Das
fällt manchen Leuten ziemlich schwer. Eine Umfrage unter mehr als
18.000 Menschen in 134 verschiedenen Ländern ergab, dass die fünf
erholsamsten Aktivitäten folgende sind:

Lesen (58%).
sich in der Natur aufhalten (53,1%).
Allein sein (52,1%).
Musik hören (40,6%).
Nichts tun (40%).

Dr. Felicity Callard, die die Studie leitete, sagte: "Es ist verblüffend, dass
die als erholsam empfundenen Top-Aktivitäten häufig alleine
durchgeführt werden. Vielleicht ist es nicht nur die gesamte Ruhezeit oder
Arbeit, die wir in Betracht ziehen müssen, sondern der Rhythmus unserer
Arbeit, Ruhe und Zeit mit und ohne andere. "
Überraschenderweise erschien "in Gesellschaft sein" nicht unter den Top
10.
Es gibt eine ganze Menge Dinge, die man allein tun kann und die eine Art
von Glücksgefühl in uns auslösen. Dabei handelt es sich nicht um
irgendwelche "Riesenaktionen", sondern man braucht sich nur die Zeit zu
nehmen um einmal Inne zu halten. Eine weitere Untersuchung zum
Thema Glück und allgemeinem Wohlbefinden testete 395 Personen. Das
Ergebnis war verblüffend: Nur ein paar Augenblicke, um anzuhalten und

etwas in der natürlichen Umgebung zu betrachten, reichen aus, um die Leute glücklicher zu machen, fanden die Forscher heraus. Das Klischee, "Anhalten und an einer die Rosen riechen" funktioniert tatsächlich. Das gilt auch für andere Naturbetrachtungen. Sowohl das Glück als auch das Wohlbefinden der Probanden wurden gesteigert, indem sie Dinge wie einen Vogel, eine Zimmerpflanze, einen Löwenzahn auf dem Bürgersteig oder einfach die Sonne durch das Fenster bewusst wahrnahmen. Wer die Möglichkeit findet, sich diese kleinen Auszeiten zu schaffen, der erreicht schon dadurch eine erholsame Pause von der alltäglichen Hektik.

Fast ein Schlusswort

Wenn man das Gefühl hat, dass einem alles über den Kopf wächst, macht es Sinn etwas Abstand von der ganzen Situation zu nehmen. Manchmal reicht eine halbe Stunde der Ablenkung, um auf andere Gedanken zu kommen. Ein kurzer Spaziergang an der frischen Luft schafft häufig den Abstand, den man braucht um mit mehr innerer Ruhe auf die Situation zu blicken. Führt man solche kurzen Pausen regelmäßig ein, dann trainiert man seine Stressresistenz und kann mit vielen Situationen souveräner umgehen.

Es ist übrigens kein Grund, zu Hause zu bleiben, wenn es regnet. Solange der Körper nicht auskühlt können wir ruhig einmal nass werde. (Zum Schwimmen gehen wir ja auch ins Wasser.) Als Kinder sind wir doch alle gern durch die Pfützen gelaufen und haben uns kein bisschen darum geschert, ob wir etwas Regen abbekommen. Die Kombination des Kältereizes und der Bewegung kurbelt die Durchblutung an und sorgt so für eine Aktivierung des Immunsystems. Die fallenden Tropfen "waschen" sozusagen die Luft. Staub, Pollen und schädliche Partikel werden in ihnen gebunden. Wir können daher besser und leichter Atmen. Die Pflanzen sondern bei so einem Wetter auch vermehrt ätherische Öle aus. Also sollte man spätestens nach dem Regenschauer nach draußen gehen.

Während man bei Sonnentagen oft das Gefühl hat, noch diese oder jenes erledigen zu müssen, kann man die "grauen Tage" gezielt zur Entspannung nutzen. Ganz ohne schlechtes Gewissen überlässt man den Garten sich selbst und verschiebt das fällige Fensterputzen auf einen anderen Tag. Warum uns ein Spaziergang im Regen so gut tut, haben die Wissenschaftler ebenfalls längst herausgefunden. Die vom Himmel fallenden Regentropfen sind mit negativen Ionen aufgeladen. Diese Moleküle atmen wir bei Aufenthalt im Freien ein. Im Körper angekommen lindern sie Stresssymptome und Depressionen. Zugleich steigt unser Energielevel. Bereits nach einer halben Stunde fühlt man sich besser und ausgeglichener.

Ich persönlich plädiere immer für einen Waldspaziergang, um den Kopf wieder frei zu bekommen oder die Lösung für ein Problem zu finden. Darum will ich meine Ausführungen mit einem Vortrag abschließen, den ich als Herzsporttrainerin anlässlich des Tages der Herzgesundheit in unserem Sportverein gehalten habe.

Der Bonus-Teil 1: Mein Vortrag: (Herz-)Gesundheit und Wald

Wer mich kennt, der befürchtet, dass es jetzt entweder um Qigong, Kräuter oder den Wald geht.

Das ist vollkommen richtig getippt. Es geht um diesmal Letzteren. Speziell um den Wald und seinen Einfluss auf die Gesundheit. Einmal im Allgemeinen und auch im Speziellen bei Herzpatienten.

Natürlich bin ich emotional befangen. Als Tochter eines Försters wurde mir der Wald sozusagen in die Wiege gelegt. Zudem wohne ich noch im Wald und habe außerdem gerade eine Hausarbeit über Qigong im Wald geschrieben.

Diese Hausarbeit, die ich im Rahmen meiner Ausbildung als Qigong-Lehrerin angefertigt habe, hat mich zu umfangreichen Recherchen inspiriert. Die will ich hier jetzt nicht alle ausbreiten. Trotzdem möchte ich euch an einigen Gedanken teilhaben lassen.

Warum übt der Wald eigentlich auf viele von uns so eine Faszination aus? (Ich bin ja zu Glück nicht allein damit.) Wahrscheinlich liegt das in unserer Kultur begründet. Unsere keltischen und germanischen Vorfahren hatten eine besondere Beziehung zu ihm. Tacitus, der alte Römer (Jener aus dem Lied „Es saßen die alten Germanen..“) schrieb zu seiner Zeit: „Der Tempel der Germanen war der Wald, der heilige Hain.“

Das verlor sich zwar mit der Christianisierung, aber es gab immer Menschen, die dem Wald eine große Bedeutung zumaßen. Die heutzutage oft zitierte Hildegard von Bingen meinte: "Die ganze Natur stehe dem Menschen zu Diensten. Zum Heil seines Leibes und seiner Seele ist sie bestimmt.“

Beginnen wir einmal mit Teil 2 dieses Ausspruchs. Dem Heil der Seele.

Wer ernsthaft krank wird, z.B. einen Herzinfarkt erleidet, der kann die Welt oft nicht mehr verstehen. Plötzlich wird man herausgerissen aus dem gewohnten Alltag. Fragen tauchen auf: Warum ich? Warum passiert das mir? Nicht wenige, die beim Herzsport auftauchen haben auf ihrer Verschreibung neben den anderen pathologischen Angaben auch die Diagnose Depression zu stehen.

Die Wirkung eines längeren Waldspazierganges ist unumstritten. Egal ob gesund oder krank. Die frische Luft und das angenehme Grün machen „Herz und Seele weit“. Nun könnte man damit Argumentieren, dass das Emotionen sind, die sich nicht "messen lassen“. Sicher gibt es auch noch den einen oder anderen, der sich im Wald nicht wohlfühlt, weil er keine (so enge) Beziehung dazu hat. Da spielen die Ängste vor Mücken, Zecken und inzwischen sogar Wölfen eine Rolle. Ich will diese Bedenken nicht als gegenstandslos abtun. (Allerdings sollte ihnen nicht zu viel Raum eingeräumt werden.)

Wie dem auch sei, emotionale Argumente zählen in unserer rationalen Welt nicht viel. Dr. med. Bernd Rieger (nicht zu verwechseln mit unserem verstorbenen Dr. Rieger aus Pritzwalk!) schreibt in seinem Buch „Herzgesundheit“ folgendes: „Herzschwäche bewirkt einen Sauerstoff-Mangel im ganzen Körper.“ Nun frage ich: Wo ist der Sauerstoff-Gehalt in der Luft wohl am Größten? Wir alle erinnern uns an die endlosen Biologie-Stunden in denen man uns mit dem Querschnitt des Blattes gequält hat.

Wenn wir davon auch fast alles vergessen haben, so ist doch eines "hängen geblieben". Blätter produzieren Sauerstoff. Und wo sind die meisten Blätter? An den Bäumen im Wald.

In den letzten Jahren hat sich eine Reihe von Autoren mit dem Thema Gesundheit und Wald beschäftigt. Dazu gehören Wolf-Dieter Storl, Erwin Thoma, Peter Wohlleben und Clemens G. Arvay. Mal haben sie sich diesem Zusammenhang emotional und mal wissenschaftlich genähert.

Der Österreicher Arvay hat in seinem Buch „Der Heilungscode aus der Natur" ein ganzes Kapitel mit der Überschrift „Herzschutz aus der Natur" verfasst. Es geht dabei um DEHA. Das ist die Abkürzung für De-hydro-epi-andro-steron. Dieses Hormon hat u.a. eine entscheidende Wirkung auf die Blutgefäße und das Herz.

Zitat: "Das Hormon wirkt jenen Herz-Kreislauf-Erkrankungen entgegen, die besonders in Industriegesellschaften auftreten und als „Zivilisationskrankheiten" bezeichnet werden." (Quelle: Clemens G. Arvay, Der Heilungscode der Natur)

Zudem führt der Autor auch Betrachtungen zum Sympathikus, dem Nerv der Aktivität an. Er leidet bei den meisten Menschen in einer modernen Gesellschaft unter Reizüberflutung. „Verengte Blutgefäße, beschleunigter Herzschlag und erhöhter Blutdruck treten auf, wenn der Nerv der Erregung aktiv ist. Dieselben Phänomene, die dieser auslöst, führen auch zu Herz-Kreislauf-Erkrankungen, koronarer Herzkrankheit und Herzinfarkt." (Quelle: Clemens G. Arvay, Der Heilungscode der Natur)

Als Gegenspieler dazu tritt der Parasympathikus auf. Stärkt man ihn, dann vermindert sich die Aktivität des Sympathikus. „Wissenschaftler an der Universität Chiba in Japan und an der Chungnam-National-Universität in Koreawiesen in Feldstudien nach, dass der Aufenthalt in der Natur den Nerv der Ruhe deutlich messbar in Gang setzt." (Quelle: Clemens G. Arvay, Der Heilungscode der Natur)

Natürlich ist der Wald kein Allheilmittel. Das spricht auch der Autor Arvay deutlich aus. Ich will daher der modernen Medizin keineswegs die

Daseinsberechtigung absprechen. Viele Herzpatienten hätte ohne einen erfolgreichen Eingriff ihre Krankheit nicht überlebt. Das bleibt unbestritten.

Ein Aufenthalt in der Natur kann aber die modernen Behandlungsmethoden unterstützen und Heilprozesse beschleunigen.

Damit können unter anderem solche Faktoren beeinflusst werden wie:
- Senkung des Blutdrucks (am Beispiel der eigenen Herzsportgruppe erlebt!)
- Senkung des Blutzuckerspiegels bei Diabetes Typ II
- Stärkung der Abwehrzellen gegen Krebs und Infektionen (wissenschaftliche Untersuchungen untermauern Studien, dass die Anti-Krebs-Proteine durch den Aufenthalt im Wald zunehmen, siehe Clemens G. Arvay, Der Heilungscode der Natur)
- Minderung von Verdauungsbeschwerden und Schlafstörungen
- Zurückfahren der Stresshormone
- Förderung der Kreativität (mir kommen die besten Ideen beim Waldspaziergang mit Hund)
- Linderung psychischer Beschwerden wie:
o Angst- und Panikstörungen
o Depression
o Burnout und chronische Stressbewältigung
o Starke Erschöpfungszustände

Weitere Beispiele und fundierte Nachweise findet man in den Büchern von Clemens G. Arvay „Der Heilungscode der Natur" und „Der Biophilia-Effekt". Wer es etwas emotionaler mag, der liest bei Peter Wohlleben im Buch „Das geheime Leben der Bäume" nach. Ich für meinen Teil bin gefühlsmäßig genug unterwegs, wenn es um den Wald geht. Daher bevorzuge ich zur Argumentation den Österreicher Arvay.

Für uns, die wir uns mit dem Herzsport beschäftigen, stellt sich nun die Frage. Was bringen uns diese Erkenntnisse? Wie können wir aktiv zur Gesunderhaltung oder gar zur Verbesserung unserer Teilnehmer beitragen?

Ein wichtiger Passus ist und bleibt der Sport in der Herzgruppe. Bewegung, Aktivierung und gemeinsamer Spaß sind ein Pfund, mit dem wir unbedingt weiter wuchern müssen. Wenn wir den Sport nun aber mit dem Aufenthalt im Wald kombinieren könnten? So würden wir einen Synergie-Effekt erreichen. Das bedeutet, grob gesagt, dass das Ganze mehr als nur die einfach Summe seiner Teile ist. Meine Vorstellung ist es, das wir die Möglichkeit erwägen und schaffen, unsere Aktivitäten im Sommer (bei entsprechendem Wetter) in den Wald zu verlagern. Immerhin hätten wir einen kostenlosen Mitarbeiter für diese Idee garantiert an unserer Seite:

Doktor Wald

Wenn ich an Kopfweh leide und Neurosen,
mich unverstanden fühle und auch alt,
wenn mich die holden Musen nicht liebkosen,
dann konsultiere ich den Dr. Wald.
Er ist mein Augenarzt und mein Psychiater,
mein Orthopäde und mein Internist.
Er hilft mir sicher über jeden Kater,
egal ob er aus Kummer oder Kognak ist.
Er hält nicht viel von Pülverchen und Pillen,
doch umso mehr von Luft und Sonnenschein.
Und kaum umfängt mich seine duft`ge Stille,
raunt er mir zu: " Nun atme mal tief ein!"
Ist seine Praxis auch sehr überlaufen,
in seiner Obhut läuft man sich gesund,
und Kreislaufschwache, die noch heute schnaufen,
sind morgen ohne klinischen Befund.
Er bringt uns immer wieder auf die Beine,
und unsere Seelen stets ins Gleichgewicht,
verhindert Fettansatz und Gallensteine -
bloß Hausbesuche macht er leider nicht.

Von Förster Helmut Dagenbach

Schöner Baden - Besser Schlafen

Ein entspannendes, wohltuendes und pflegendes Bad lässt sich ganz einfach zubereiten. Man gibt die vorgeschlagenen Zutaten ins warme, nicht zu heiße Badewasser, steigt in die Wanne und gibt sich im Allgemeinen für 15 bis 20 Minuten seinen Tagträumen hin.

Zitronen-Kräuter-Einschlafbad

Aus einer handelsüblichen Kräuterteemischung (z.B. mit Minze, Salbei, Thymian und anderen Zutaten) einen starken Tee kochen und mit einer in Scheiben geschnittenen Zitrone zum Badewasser geben.

Mandel-Gewürz-Bad

für süße Träume und angeschlagene Nerven
Im Mixer 1 Esslöffel Mandelmus, 4 Datteln und etwas warmes Wasser mischen
dann eine Prise echte Vanille und ein Teelöffel Zimt unterrühren
ins Badewasser geben
besänftigt die Haut, beruhigt die Nerven, erhellt das Gemüt, sorgt für einen tiefen Schlaf, einen entspannten Körper und süße Träume

Nur-die-Ruhe-Badekugeln

40 g Natron, 20 g Zitronensäure, 20 g Speisestärke, 20 g zerlaufene Kakaobutter und 10 g Milchpulver werden mit je 15 Tropfen Johanniskraut-, Lavendel- und Basilikumöl (sowie einigen Blüten davon) zu einer Masse verknetet aus der man 3 Kugeln formt

Jasminölbad

10 Tropfen ätherisches Jasminöl werden mit 2 bis 5 Esslöffeln Sahne verrührt und in ein Badewasser mit einer Temperatur von 35 bis 38 Grad gegeben. Darin badet man 10 Minuten.

Teebaumölbad (bei verspannten Muskeln)

8 bis 10 Tropfen reines Teebaumöl in ein heißes Vollbad geben und 15 Minuten entspannen

Stress geht nicht selten mit Kopfschmerzen einher. Gegen solche Spannungskopfschmerzen helfen oft ganz einfach Sachen.

Pfefferminzöl

einfach einige Tropfen ätherisches Pfefferminzöl in der Schläfen massieren

Rosmarinöl

siehe unter Massagen zu Entspannung

Wer stets unter Anspannung steht, der sollte ausreichend trinken. Das braucht aber nicht nur Wasser sein.

Gute-Laune-Getränk (für den Sommer)

Eine viertel Salatgurke und je eine ungespritzte Zitrone und Apfelsine werden in kleine Stücke geschnitten. Dazu kommen ein Esslöffel kleingehackter Ingwer und eine Handvoll kleingeschnittener Borretschblätter. Das Ganze wird mit ½ Liter Zitronenlimonade und ½ Liter Ginger Ale aufgegossen. Danach eine Stunde kühl ziehen lassen und abgeseiht genießen.

Rosmarinwein

vitalisiert und stärkt bei Energietiefs

20 g Rosmarinblätter werden mit 0,75 Liter Weißwein übergossen und bei Zimmertemperatur ca. 1 Woche stehen gelassen. Dann abseihen. In Maßen genießen! Täglich maximal 1 – 2 Gläschen.

Keine Daueranwendung!

Dillwein

1 Teelöffel getrockneten Dillsamen im Mörser zerstoßen. 1 Tasse Weißwein sanft erhitzen und über den Dill gießen. Einige Minuten zeihen lassen und abseihen. In keinen Schlucken trinken.

Keine Daueranwendung!

Baldrian-Tee (aus der Wurzel)

Zwei Teelöffel Baldrian-Wurzel mit einer Tasse heißem Wasser übergießen und 12 Stunden (!) ziehen lassen. Dann abgießen und zum Trinken nochmals erwärmen, aber nicht kochen.

Schoko-Trosttrank (reicht auch für 2 Personen)

¼ Liter Rotwein wird mit je 1 Teelöffel Eisenkraut und Thymian, dem Saft einer halben Zitrone, 1 Teelöffel Kandiszucker sowie je 1 Messerspitze Pfeffer und Chilipulver unter Rühren erhitzt. Nicht kochen lassen! Wenn Dampf aufsteigt alles vom Herd nehmen und ¼ Tafel Bitterschokolade darin auflösen. Noch warm schluckweise trinken.

Iss dich gelassen

Serontonin sorgt für die Signalübertragung im zentralen Nervensystem. Der Botenstoff sorgt für Ruhe, inneren Frieden und Gelassenheit. Folgende Lebensmittel enthalten besonders viel Serotonin: Walnüsse, Obst (besonders Bananen, Kiwis und Ananas), Samen (Quinoa, Amarant, Weizenkeime, Sesam), Kakao und verschiedene Getreideprodukte wie Vollkornnudeln, Buchweizen, Hirse, Vollkornbrot, Haferflocken sowie Vollkornreis.

Anti-Stress-Salat

Ein kleiner Kopfsalat wird in kleine Stücke zerpflückt, gewaschen und Olivenöl, Zitrone und Salz und Pfeffer nach Geschmack angerichtet. Kopfsalat enthält Lactucarium, welches beruhigend auf das Nervensystem wirkt und Spannungszustände mindert.

Es ist zwar wichtig, was wir essen, aber das wie, hat keine geringere Bedeutung. Ein einfaches gutes Abendessen mit Freunden, bringt oft mehr Entspannung als ein Sterne-Menü in steriler Umgebung. Uns schmeckt übrigens das am besten, haben die Wissenschaftler herausgefunden, was wir mit positiven Erinnerungen verbinden. Das soll auch die Ursache dafür sein, dass die Kinder so auf Fast-Food stehen. Immerhin verbinden sie einen Besuch bei einer dieser Ketten oft mit einem angenehmen Aufenthalt. Das hat den gleichen Hintergrund, warum viele Menschen davon, schwärmen wie gut es doch "bei Muttern" schmeckte.

Im Übrigen sollte man bei der Auswahl seiner Nahrungsmittel öfter mal auf den eigenen Bauch hören. Auch dafür gibt es inzwischen einen wissenschaftlichen Ausdruck. Die Intuition, die uns vermittelt, was uns gerade gut tut, nennt man somatische Intelligenz. Damit zeigt uns der Körper was er gerade braucht oder nicht mag. (Ganz besonders ist das bei Schwangeren ausgeprägt.) Nicht jedes Lebensmittel ist für jeden von uns gleich gesund. Wenn man etwas nicht mag, dann macht es keinen Zweck es zu essen und sei es auch noch so gesund. Das Problem beim Erkennen der eigenen Bedürfnisse liegt dabei im Verzehr von Fertigprodukten. Die darin enthaltenen Geschmacksverstärker, Aromen, Farbstoffe und sonstigen Zusätze sind in der Lage unseren inneren Kompass für gesunde Ernährung auszuschalten. Man braucht nur einmal daran zu denken, wie schwer es uns oft fällt, beim Chips-Essen innezuhalten, bevor die Tüte leer ist. Um seine körpereigene Intuition wieder auf Autopilot zu schalten, sollte man etwas Geduld aufbringen. Es dauert eine Weile, wenn man durch den weitgehenden Verzicht auf Lebensmittel mit (welch auch immer gearteten) Zusatzstoffen, wieder ein Gespür für die wahren eigenen Erfordernisse entwickelt.

Dabei kann man auch zu ganz eigenen Erkenntnissen kommen, die nichts mit der allgemeinen gängigen Ernährungslehre zu tun haben. Vollkornprodukte können zum Beispiel Blähungen verursachen. Damit sagt unser Körper, dass er diese Nahrung nicht, oder im Moment nicht, zuträglich findet. Unterschiedliche Lebensphasen können natürlich auch unterschiedliche Nahrungsbedürfnisse haben. Daher ist es wichtig, dass man sein Essen in Achtsamkeit genießt (und verdaut).

Massagen zur Entspannung

Wer gestresst ist, ist auch meistens verspannt. Eine Massage kann da wahre Wunder bewirken. Mit einem entsprechenden Öl, tut sie noch einmal so gut.

Rosmarinöl (bei Muskelschmerzen und Kopfweh)

Ein halber Liter Olivenöl wird in einem Topf zum Sieden gebracht. Man legt 4 bis 5 ganze Zweige Rosmarin hinein und lässt das Ganze einige Minuten leicht köcheln. In ein Glasgefäß abfüllen und über Nacht ruhen lassen. Dann abseihen und in einer dunklen Flasche aufbewahren.
Sanft in die Muskeln oder bei Kopfschmerz in die Schläfen einmassieren.

Schoko-Massageöl

Man schmilzt eine Tafel Bitterschokolade im heißen Wasserbad und gieß 1 Esslöffel Mandelöl sowie ½ Esslöffel Johanniskrautöl dazu und vermischt alles gut. Die noch warme Mischung wird einmassiert und später mit lauwarmem Wasser abgewaschen.

Duft und Wohlgeruch

Es muss nicht immer ein künstlich hergestelltes Raumaroma ein, welches beruhigt und den Stress abbaut. Das enthält meist zu viele chemische Zusätze, die uns gar nicht gut tun.

Orangenschale

Einfach auf das Nachtschränkchen einige getrocknete Orangenschalen legen
Allein deren Duft wirkt beruhigend.

Lavendelkissen

Aus einem Stück Leinen, Baumwolle oder Seide ein Kissen nähen und es mit 150 g getrockneten Lavendelblüten füllen. Beim Schlafengehen auf, neben oder unter das Kopfkissen legen.

Teebaumöl in der Duftlampe
hilft bei Konzentrationsschwäche, Entscheidungsunfähigkeit und seelischen Verwirrungen.
Zudem hat es eine klärende und reinigende Wirkung auf Geist und Gemüt.

Räuchern für die Seele

Unsere Vorfahren wussten um die reinigende Kraft, die entsteht, wenn man Kräuter und Harze verbrennt. Der aromatische Duft hat oft eine entspannende und wohltuende Wirkung. Wer sich die Zeit nimmt und sich mit der uralten Methode des Räucherns anfreunden will, der findet im heimischen Garten auch Pflanzen, die helfen stressige Situationen durchzustehen oder zu überwinden.

Man braucht dazu nur ein feuerfestes Gefäß, welches man min Sand füllt. Dort hinein legt man ein Stück handelsübliche Räucherkohle und zündet sie an. Auf die Glut streut man dann die getrockneten und zerkleinerten Kräuter.

Salbei – stärkt das Selbstbewusstsein

Thymian – macht Mut

Beifuß, Johanniskraut, Königskerze und Rainfarn - bauen angestaute Energie ab

Lavendel – harmonisiert, sorgt für Ruhe und Gelassenheit

Die Kraft der Farben

Farben gelten nicht nur bei Dichtern als sichtbar gewordenen Energie des Sonnenlichtes. Der Psychologe Robert Gerard erbrachte mit seinen Versuchen, den Beweis dafür, dass Farben unser seelisches und körperliches Befinden beeinflussen. Bei dem von ihm durchgeführten Test wurden gesunde Männer jeweils 10 Minuten mit rotem, blauem oder weißem Licht bestrahlt. Bei der anschließenden Messung kam folgendes zu Tage: Rot lies den Blutdruck steigen, bei Blau und Weiß waren die Probanden deutlich entspannter. Für einen erholsamen Schlaf sollte daher auf die Farben Rot und Gelb (in ihren kräftigen Tönen) im Schlafzimmer möglichst verzichtet werden.

Arztpraxen und Krankenhäuser sind oft in Pastelltönen, die zur Farbpalette Grün und Blau gehören, gestrichen, um beruhigend auf die Patienten zu wirken.

Kräftiges Rot dagegen, kann sogar für einen erhöhten Ausstoß von Adrenalin sorgen, bewiesen weitere Tests anderer Wissenschaftler.

Ein Anti-Stress-Balkonkasten

Man kann sich bei Bedarf auf seinem Balkon auch eine persönliche Ruhe-Ecke anlegen. Die richtigen Pflanzen helfen beim Entspannen wenn ihren Duft einatmet und sich an den Farben der Blätter und Blüten erfreut. Für ein Ruhig-Blut-Potpourri eignet sich ein Mix aus Kleinem Basilikum (Ocimum Tenuiflorum), Tüpfel-Johanniskraut (Hypericum Perforatum), Echter Kamille (Matricaria Recutita), Wilder Malve (Malva Sylvestris), Kappenmohn (Eschscholzia Californica) und Echtem Lavendel (Lavandula Angustifolia)

Blumen für die Seele

Manchmal reicht auch schon der Anblick eines schönen Blumenstraußes um sich daran zu erinnern, dass man eigentlich eine Pause einlegen wollte. Wer das Glück hat, einen eigenen Garten zu besitzen, kann sich ein Bukett nach Belieben zusammenstellen. Erlaubt ist was gefällt und schon beim Anblicken für gute Laune und Stressabbau sorgt. Für alle, die eine Anregung suchen gibt es hier einige Beispiele: (Quelle: Landapotheke 3/2017

Gute-Laune-Strauß
Dost (wilder Majoran), Echtes Mädesüß, Wiesenstorchschnabel, Vogelmiere, Echtes Johanniskraut

Mutmacher-Strauß
Wegwarte, Echter Baldrian, Vogelmiere, Echte Engelwurz, Echtes Tausendgüldenkraut

Energie-Strauß
Gänseblümchen, Großblütige Königskerze, Echtes Leinkraut

Natürlich lassen sich alle Blumen auch nach eigenem Gusto kombinieren. Wichtig ist, dass das Ergebnis gefällt. Man kann dabei ruhig auch zu ungewöhnlichen Zusammenstellungen greifen. Ich persönlich mische gern Pfefferminze unter meine bunten Sträuße und bekomme damit einen angenehmen Duft frei Haus. Die silbernen Blätter des Salbeis verströmen

ebenfalls ein leichtes Aroma und nehmen beispielsweise die
überquellende Energie kräftiger roter Blüten etwas zurück.

Autorenbiografie

Cornelia Wriedt wurde 1962 in Leisnig/Sachsen als Tochter eines Försters geboren. Nach der Berufsausbildung als Keramtechniker mit Abitur versuchte sie sich in verschiedenen Berufen. Später schulte sie zur Garten- und Landschaftsgestalterin um und arbeitete etliche Zeit in einer Baumschule. Danach folgten Ausbildungen im Computer-Bereich sowie in Feng Shui, Geomantie und Qigong. Einige Jahre war sie in der Erwachsenenbildung tätig. Dort hat sie nicht nur Wissen vermittelt, sondern auch erfahren, welche Probleme und Wünsche viele Menschen mit sich herumtragen. Daraus entstand der Gedanke, ihren Kindheitswunsch aufzugreifen und Bücher zu schreiben. Zuerst entstanden Ratgeber zu den verschiedensten Themen. Inzwischen veröffentlichte sie ihren ersten Roman, der in der Prignitz spielt, wo die Autorin heute mit ihrer Familie und etlichen Tieren lebt. Weitere Bände und auch anderweitige Ratgeber sind in Arbeit.

Mehr Infos: www.cornelia-wriedt.de

Unter anderem sind bei Amazon als E-Books bzw. Printausgaben erschienen:

Ratgeber & Sachbücher

Zum Geburtstag einen Baum
Ein besonderes Geburtstagsgeschenk lässt sich nicht so einfach finden. Hier kommen Tipps für alle, die eine Vorliebe für Bäume haben. Der keltische Baumkalender bietet jede Menge Geschenkideen für Naturliebhaber und Menschen mit grünen Daumen. Hier finden sich Vorschläge für Gärtner mit großen Gärten, mit kleinen Gärten oder Balkons, für Bonsai-Liebhaber und für Leute, die keinen Garten haben.

Feng Shui für Einsteiger
Feng Shui ist inzwischen ein Begriff geworden, den fast jeder zumindest schon mal gehört hat. Allerdings geistern viele recht schräge Vorstellungen darüber in den Köpfen herum. Dazu gehören Kristalle, runde Ecken und seltsame chinesische Zeichen. Muss das wirklich immer alles sein? Man kann die Sache mit dem Feng Shui auch viel entspannter angehen. Einer der ersten Schritte wäre beispielsweise seine Wohnung aufzuräumen. In diesem eBook geht es um die ganz praktische Seite des Feng Shui, die man für sich allein erkunden und umsetzen kann. Ganz ohne Hokuspokus oder ein dickes Beraterhonorar zahlen zu müssen.

Kleine Meridiankunde: Für Einsteiger und Neugierige
Nach der Auffassung der traditionellen chinesischen Medizin fließt unsere Lebensenergie in bestimmten Bahnen durch den Körper. Diese werden Meridiane genannt. Wer sich zum ersten Mal diesem Thema nähern will, findet hier einen guten Einstieg.

31 kleine Übungen für den Schulter- und Nackenbereich: die man nahezu überall durchführen kann
Wenn Sie dieses Buch durchblättern, dann brauchen Sie nie wieder zu überlegen, mit welchen Übungen Sie Ihre Verspannungen im Schulter- und Nackenbereich beheben können. Hier finden Sie 31 kleine Übungen, die man problemlos im Büro und auch zuhause durchführen kann. Nur machen müsste man sie noch selbst.

Qigong mit dem Apfelbaum: Ein Erfahrungsbericht
Wer bei der Deutschen Qigong Gesellschaft e.V. eine Ausbildung als TrainerIn macht, der muss nicht nur eine Lehrprobe und eine zweiteilige schriftliche Prüfung absolvieren, sondern auch eine Hausarbeit schreiben.

Als das erste Mal dieses zur Sprache kommt, da bin ich mir sofort sicher: Ich mache etwas über Qi Gong mit Bäumen.

Hier kommt der Bericht, wie es mir dabei ergangen ist.

Als Printausgabe ist auch ein erstes Märchenbuch erschienen.

Es ist nicht alles Gold was glänzt

Endlich ist es so weit; Grimms Märchenfiguren packen die ganze Wahrheit aus. Getreu dem alten Sprichwort: "Wenn Falschheit brennet wie Feuer, so wär' das Holz nicht halb so teuer." wird hier die ganze Wahrheit erzählt. Von wegen garstige Stiefmütter, widerwärtige Zwerge und böse Wölfe! Wer diese Geschichte liest, wird unglaublichen Tatsachen ins Auge blicken. Es war alles ganz anders! Alle Berichte wurden mit Originalzitaten hinterlegt, um ihre Glaubwürdigkeit zu untermauern. Urteilt selbst: Es ist nicht alles Gold, was glänzt. Taschenbuch mit Bonus-Stories aus "die Märchen-Kiste - Neue Geschichten nach alter Art erzählt"